異位性皮膚炎
21世紀流行病的真相與治療

異位性皮膚炎
21世紀流行病的真相與治療

異位性皮膚炎

21世紀流行病的真相與治療

異位性皮膚炎

21世紀流行病的真相與治療

異位性皮膚炎

21世紀流行病的真相與治療

皮膚，人體最精良的保護膜，為何變成「惡魔的外套」？
認清異位性皮膚炎的真相，你已經開始邁向痊癒之路！　許姿妙醫師　著

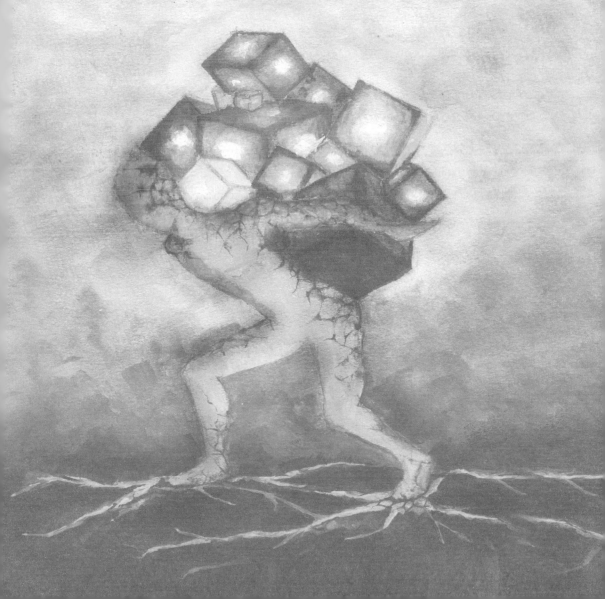

用「現代化語言」探討異位性皮膚炎

　　早在數千年前的中醫典籍，就已經記載了諸多類似現代醫學的「異位性皮膚炎」相關病症。然而，在臨床上應用這些中醫古籍的辯證與治療，卻常感到窒礙難行，或是療效無法突破。難道中醫學踢到鐵板，要對「異位性皮膚炎」豎白旗了嗎？

　　當然不是，之所以如此，是因為疾病有其「時代性」。中醫學的專書《黃帝內經》，向來是中醫學的最高指導原則，但是不同時代的醫家，會針對當代或特定區域的人文氣候背景，提出個人對《黃帝內經》的詮釋和見解，由此累積中醫學豐富的內涵與深度，並提供我們大量的參考範本，做為學習和應用依據。

　　二十一世紀的今天，生活型態與環境都和千百年前不可同日而語，若是堅持固守傳統中醫典籍的方法，來治療「反映現代生活環境特性」的異位性皮膚炎，自然會遭遇挫折。這就是為什麼我決定在本書採用比較「白話」的「現代醫學語言」，來解釋異位性皮膚炎。

·異位性皮膚炎是二十一世紀的疾病

　　從 2000 年到 2014 年，也就是從二十世紀跨入二十一世紀的最近十多年，罹患異位性皮膚炎的人口大有暴增的趨勢，我們甚至可以準確預

測異位性皮膚炎將成為「二十一世紀的疾病」。而只要是資歷比較深的醫師，應該都明顯感受到這一趨勢變化。如果按照現代生活的發展走向來看，異位性皮膚炎的盛行只是序幕而已，可以預料它在不久的未來還會更加大行其道。這情形和癌症的發展十分類似，最近十多年，癌症的盛行率遠高於過去，我們不能只是眼睜睜看著惡病氾濫，雙手一攤說：「對呀，這就是現代病嘛！」探究疾病背後的真相，是每一位醫者的使命。

台灣目前的異位性皮膚炎患者已超過兩百萬人口，發病率高達十分之一；而且其中的百分之六十早在一歲以前就已經發病，這對嬰幼兒的身心發展必定會造成相當程度的影響。對此，我深具使命感，也呼籲更多醫師同道一起搶救異位性皮膚炎的患者，因為他們多半都是年幼的孩子，從小就發病又苦於醫療無效，讓這些孩子的青春歲月必須在皮膚病的陰影下過活，而備受折磨。

我懷抱的「野心」或許很大，但是個人的力量何其渺小，因此我對專業醫師開設多場相關講座，分享我的臨床醫療經驗與心得。不僅如此，我還要將成功的治療公諸於普羅大眾，期待透過本書，讓更多人對異位性皮膚炎的真相有全面性的理解，進而建立痊癒的信心，用健康的心態和正確的方法克服這個大時代的難題。本書的付梓如果可以稍解異位性皮膚炎患者及其家人的痛苦，從中找到疾病痊癒的契機，那將是我無上的榮幸。

目錄

前言 用「現代化語言」探討異位性皮膚炎 *006*

Chapter 1
異位性皮膚炎的真相

異位性皮膚炎是一種精神心理疾病 *018*

「某種正常的反應發生在錯誤的部位」就是異位性疾病 *019*

從令人十分「驚嚇」的病例談起 *020*

罹患異位性皮膚炎的三大主要原因 *022*

　　✿ 先天的個體性與父母的體質遺傳 *022*

　　✿ 成長的環境背景 *023*

　　✿ 已開發國家發病率高，都會區發病率又高於鄉村 *023*

　　✿ 父母的生活型態強烈影響發病率 *024*

　　　胎兒期與母親生產過程的影響

　　　是否經常接觸大自然會影響發病率

　　✿ 學習型態對發病率的影響 *025*

Chapter 2
異位性皮膚炎是寒冷、硬化的疾病

「身體某種正常反應錯發生在皮膚部位」就是異位性皮膚炎 *028*

新生兒皮下脂肪的重大意義 *030*

　　✿ 脂肪將人類的肉體從僵硬的保暖組織當中釋放出來 *031*

　　✿ 新生兒的脂肪能「產生溫暖」與「發展意識」 *031*

異位性皮膚炎的本質是寒冷、硬化 *033*

Chapter3
造就異位性皮膚炎大流行的時代背景

這是個冷酷的時代 *038*

⭐ 冷酷的外在環境 *038*

寒氣逼人的產房

應接不暇的疫苗注射

一生病就使用化學藥物

吃生菜、喝冰涼飲料

不避雨

不泡澡

⭐ 冷酷的內在心理環境 *040*

缺乏大人足夠的關愛

人際之間的冷漠疏離

價值與美感的偏差

這是個刺激過多的時代 *043*

⭐ 對消化系統的刺激 *043*

太早給孩子吃動物性蛋白質

給孩子吃太多甜食

孩子一生病就吃藥

給孩子太多精製食物又不讓孩子活動

⭐ 對神經感官系統的刺激 *045*

環境中的聲光刺激

智性學習的偏差

給孩子過多的生活壓力

打罵孩子

生活不規律

太晚睡

攝取含磷酸鹽的飲食

這是一個偏執、片面、極端的時代　*058*

☆ 現代生活形態的特徵　*058*

五光十色、眾聲喧嘩的環境背景

偏執的生活型態

生活缺乏規律節奏

空氣、水、食物的污染

☆ 現代思考模式的特徵　*060*

☆「聰明」的孩子是異位性皮膚炎好發族群　*060*

片面性的作用對異位性皮膚炎發病的影響

Chapter4
從三元構造理解異位性皮膚炎

認識人體的三元構造　*066*

☆ 喜冷的上端、喜溫的中間、喜熱的下端　*069*

不讓孩子做孩子，跳過新陳代謝四肢系統發展過程，直接當大人　*070*
提前硬化的孩子　*071*

☆ 讓孩子發燒是健康之本　*071*

☆ 治不好的病常常是錯誤醫療製造出來的　*073*

☆ 異位性皮膚炎發作與否的關鍵　*074*

Chapter5

瞭解異位性皮膚炎的特徵

從脾虛夾濕到血躁生風 *078*

脾腎兩虛夾水濕的「異位性濕疹」 *080*

血躁生風的「神經性皮膚炎」 *082*

「異位性濕疹」與「神經性皮膚炎」的發作部位特徵 *083*

　　★ 從三元構造解讀發病主因 *083*

　　★ 從病灶表現解讀主導類型 *084*

Chapter6

異位性皮膚炎患者的心理素質

新陳代謝型異位性皮膚炎的心理素質 *090*

神經性異位性皮膚炎的心理素質 *093*

異位性皮膚炎早期發生的原因 *097*

　　★ 胎兒期的因素 *097*

　　★ 嬰兒期的因素 *098*

　　★ 器官功能衰弱因素 *099*

　　★ 毒素累積因素 *100*

　　★ 免疫發展失調因素 *100*

　　★ 家庭衝突因素 *101*

發展為異位性皮膚炎的生理傾向 *103*

☆ 皮膚乾燥　*103*

☆ 出汗較少　*103*

☆ 神經的極端反應——癢癢癢　*103*

☆ 皮膚的白色畫痕　*104*

☆ 手腳比較冷　*105*

☆ 免疫失衡——血液中 IgE 濃度高　*105*

各時期的異位性皮膚炎表現特徵　*106*

☆ 嬰兒期的發作來勢洶洶　*106*

☆ 進入幼兒期，外在感官刺激開始向內攻擊神經系統　*106*

☆ 學齡期與成年後的異位性皮膚炎表現特徵　*107*

Chapter 7

異位性皮膚炎的治療

異位性皮膚炎的整體治療　*110*

☆ 活化患者的消化機能　*110*

　　內服藥物和飲食內容

　　外用藥物

給予病人和家屬心理支持及幫助　*113*

☆ 建立親子之間的良好關係　*113*

　　大人堅定扮演掌舵者的角色

　　嚴忌「一人患病，全家受難」

　　切莫對孩子的行為做出立即的本能反應

　　對孩子的關注要適度

☆ 關照其他孩子的情緒　*115*

治療異位性皮膚炎的飲食起居　*117*

☆ 慎選食物及營養補充品　*117*

☆ 攝取蛋白質的注意事項　*118*

☆ 控制冷氣空調　*119*

☆ 講究穿著的要訣　*120*

☆ 謹守規律的生活作息　*121*

☆ 改善焦慮的親子關係　*123*

☆ 必要時就休學　*125*

☆ 運動後的清潔護理　*127*

治療的最高目標　*128*

☆ 學會進入這個世界而忘記不停抓癢　*128*

☆ 學會在正餐之間不吃東西　*129*

☆ 學習與父母有一定界線的分離　*130*

有助病情早日康復的輔助手段　*131*

☆ 律動按摩　*131*

☆ 泡澡　*132*

☆ 藝術治療　*132*

治療過程中可能發生的狀況　*134*

☆ 停用類固醇的症狀反彈　*134*

☆ 感冒會加重病情，發燒有助痊癒　*134*

☆ 皮屑過多、組織水腫　*135*

☆ 失眠　*136*

☆ 施打疫苗、使用損傷腸胃的藥物　*136*

異位性皮膚炎醫案之一（許姿妙醫師 提供）

香香媽的告白　*140*

☆ 天真無知的媽媽　*140*

☆ 信任「醫生開的藥不會錯」，卻一錯二十年　*142*

☆ 到底是皮膚炎，還是皮膚癌？　*143*

☆ 生平頭一遭，見識到「料病如神」的醫生　*145*

☆ 停用類固醇反彈猶如地獄火刑的試煉　*146*

☆ 不只是肉體病痛，還有隨之而來的多方情緒拉扯　*148*

香香的告白　*150*

☆ 戒斷類固醇的反彈症狀，是我經歷過最痛苦的折磨　*150*

☆ 家人是永遠不離不棄的療癒支柱　*151*

異位性皮膚炎醫案之二（許姿妙醫師 提供）

張先生的告白　*168*

☆ 成年後，異位性皮膚炎變成大問題　*168*

☆ 決心不再飲鴆止渴　*169*

☆ 家人的態度左右治療的成敗　*170*

☆ 不再依賴類固醇的自由之身，真好！　*171*

異位性皮膚炎醫案之三（余雅雯醫師 提供）

馬上拿起筆，幫孩子做記錄吧！　*184*

異位性皮膚炎醫案之四（余雅雯醫師 提供）

異位性皮膚炎患者如何擺脫藥物，讓皮膚健康重生　*194*

附錄‧照片說明異位性皮膚炎

乾燥型異位性皮膚炎　*200*

滲出型異位性皮膚炎　*204*

神經衰弱型體質　*208*

新陳代謝型體質　*212*

白色畫痕症　*215*

Chapter

1

異位性皮膚炎的真相

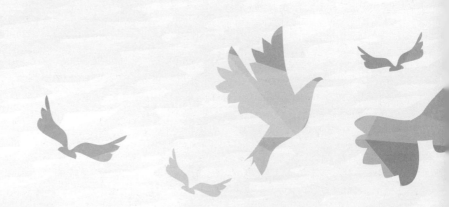

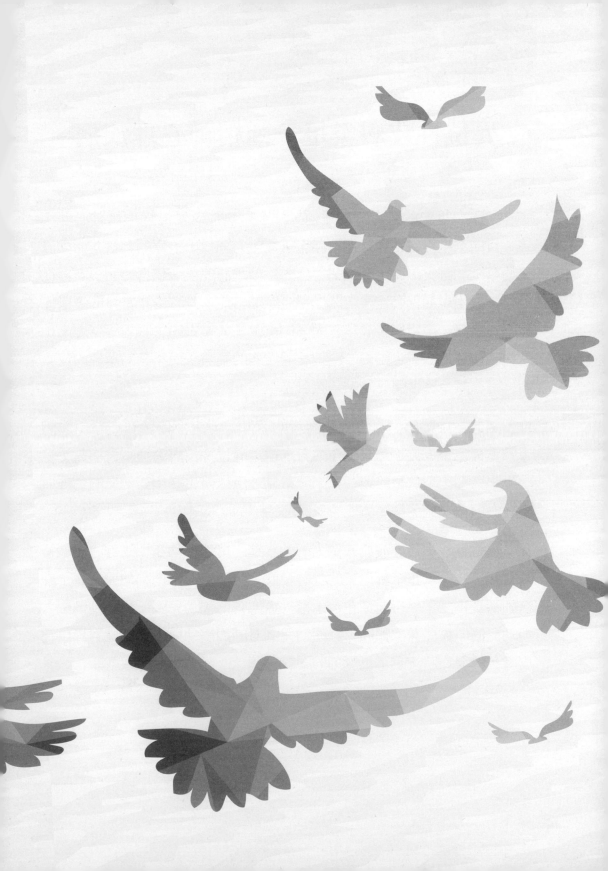

異位性皮膚炎是一種精神心理疾病

　　二十一世紀的三大醫療難題，分別是癌症、愛滋病與精神心理疾病。目前全世界都在加緊投入癌症研究，力圖找出治療的解答；而愛滋病的蔓延如野火燎原，令人聞之色變；精神心理疾病包含範圍很廣，從幼兒期就出現的過動症、自閉症、亞斯伯格症，到青少年常見的憂鬱症甚至是自殺（已躍居青少年死因第二位）、成年人的失眠等等皆屬之，就連異位性皮膚炎也歸屬於精神心理疾病的範疇，而不只是單純的皮膚病，這應該令許多患兒的家長瞠目結舌。

　　因此，中醫師對異位性皮膚炎的認知，如果還停留在古籍所說的「脾虛夾濕」，治療起來就會力有未逮。異位性皮膚炎通常發病甚早，出生不久即出現病徵的嬰幼兒十分常見，所以醫生必須對幼兒的生理與心理發展都明確了解，方能有效掌握治療的契機。

　　異位性皮膚炎好發於一個人的幼年期，自然和幼年期的身心發展特質有關。為了真正了解兒童的身心發展，我接受「華德福幼兒教育」課程訓練長達三年，目前還在台中市「豐樂華德福幼兒園」和「華德福大地幼兒園」擔任醫療顧問，協助幼兒園老師觀察幼兒，也因此對異位性皮膚炎的發作狀況有了更深刻的認識。

「某種正常的反應發生在錯誤的部位」就是異位性疾病

異位性皮膚炎屬於過敏性疾病，「過敏」（Hypersensitivity）可以指涉「內在」及「外在」兩部分，所以它是「肉體」與「心理」的雙重表現。過敏發生的部位，無論是在鼻子、眼睛或氣管，呈現的雖然都是外在的結果，卻有可能是內在心理的過度敏感所引起。這種對外在的一切事物都過度反應的心理敏感素質，往往就是肉體發作過敏症狀的原因。如果忽略內在的這一基本面相，只針對外表的敏感反應局部用藥，治療效果就很有限。

例如，我觀察到幼兒園裡患有異位性皮膚炎的孩子，每天到下午的五點左右就會開始焦慮，家中的大人如果沒能趕在五點前接他們回家，他們就開始抓癢。所以常看到他們早上睡醒時皮膚還好端端的，下午放學的時候病情變嚴重了。這是因為有些事情讓他們內心感到焦慮，皮膚就不自覺癢起來，而逼得他們搔抓不止。醫生和老師必須協助家長解決孩子的焦慮問題，才能夠有效改善病情。

從令人十分「驚嚇」的病例談起

說到這裡，就不能不談一件令我十分「驚嚇」的病例。

某天，一位媽媽帶她八歲的女兒來找我看病。這名小女孩有著外陰部瘙癢的病史已經長達五年，也就是說，她從三歲起就有外陰部瘙癢的問題。最初是幼兒園老師向媽媽反映，說這孩子「好奇怪」，每次在學校午睡的時候，就用雙腿夾住棉被磨擦生殖器，還加碼說道：「我們園裡的其他孩子都不會這樣，妳女兒真的好奇怪。」

媽媽一聽「別人家的孩子都不會這樣，只有我們家孩子很奇怪」，這事情當然非同小可，六神無主的她趕緊和長輩商量該怎麼辦。婆婆是家中的意見領袖，她說中醫「不科學」，所以堅持看西醫婦產科，這對母女從此就不停輾轉於中部各家有名的婦產科，足足看了五年之久。小女孩的患部外觀原本毫無異狀，只是感到瘙癢，但是用了婦產科醫師開給的止癢類固醇藥膏以後，類固醇藥物降低了患部的免疫力，搔癢破皮的地方遭受細菌感染，只好再外用抗生素殺菌。然後就在類固醇、抗生素的反覆用藥下，病情越來越嚴重，搔抓也沒有停止過。我看到這孩子的時候，她的患部又紅又腫，而且分布傷疤。

我問小女孩的媽媽，孩子三歲發病那年，大人是不是都很忙而忽略了孩子。一般家長面對這樣的詢問，總會本能的自我防衛，辯稱自己一直很關心孩子，但是這位十分自責的媽媽當下即坦白承認說，孩子三歲那年，家族事業忙碌，大訂單又特別多，每天忙得她心焦力乏，孩子只

要一靠近身邊，她就不耐煩；孩子才開口叫「媽～」，她立即先發制人，「去去去，媽媽現在很忙，別煩我」，不讓小女孩有機會把話說完。

小女孩在缺乏大人的關愛下默默成長，也開始發作外陰部皮膚瘙癢。至於缺乏關愛和皮膚病有何關連，我會在稍後詳細說明來龍去脈。

這個病例不只是令我驚訝，而是萬分「驚嚇」。首先，專職照顧兒童的幼教老師竟不懂孩子的心理狀態，把現代幼兒常見的自我刺激行為，說成是「別的孩子都沒有的奇怪行為」，更別說理解孩子行為背後的心理意義。而媽媽和婆婆完全不了解中醫學，卻說中醫「不科學」，結果讓幼小的孩子反覆使用了五年的類固醇和抗生素。最後，是婦產科醫師不理解幼兒的身心特質，把幼兒當成「小大人」治療。這些大人一連串的錯誤，危害了原本天真又健康的孩子。稚嫩的小病患何其無辜，被這莫虛有的「怪病」折磨身心多年，她身形消瘦，神情焦慮，沒有這個年紀的孩子應有的朝氣和活力。這個病例也讓我反思，醫生看病如果不能用心追溯根本的病因，就可能危害病人。

罹患異位性皮膚炎的三大主要原因

先天的個體性、遺傳自父母的體質，以及成長的環境 (時代背景、飲食、教育、醫療、生活形態) 是導致異位性皮膚炎的三大主要成因。

⭐ 先天的個體性與父母的體質遺傳

每個人都帶著天生的稟性來到這個世界，稟性容易神經緊張，還是性情比較從容自在，會顯著影響異位性皮膚炎發病的機率。

孩子的物質身體（肉體）百分之九十九得自母親，只有百分之一的關鍵影響來自父親，所以母親的體質與懷孕期間的健康，幾乎決定了孩子的體質。懷孕前就經常胃痛、消化不良、肚子脹氣的媽媽，容易生出長濕疹的孩子。我的一位病患婚前一直有胃病，婚後生下小女嬰，孩子一出生就有口臭，胃口差不愛喝奶，而且排便氣味特別難聞，幾乎是完全遺傳了媽媽消化不良的體質。很快的，小女孩才兩歲的時候即發作濕疹。

體臭味本來是屬於上了年紀的老人氣味，並不是小孩子該有的氣味。剛出生的小嬰兒都是香的，如果一出生就帶著臭味或腐敗的氣息，說明他的體內新陳代謝不正常。最常見的是孩子有口臭，特別是在早上剛起床的時候，這意味著孩子的消化機能不良，消化不完全的食物在消化道內腐敗。

⭐ 成長的環境背景

從成長的時代背景而言，這個時代的特徵是有利於異位性皮膚炎發作的時代。平日是否經常接觸3C產品，是否習慣吃消炎止痛藥、抗生素、退燒藥，還有生活作息的特性等等，都會影響異位性皮膚炎的發病率。

而從地理環境來看，生活在濕氣重的台北盆地，還是在空氣乾燥的嘉南平原，也會影響發病率。我的診所在中部，異位性皮膚炎患者來自全台各地，其中北部的患者明顯遠多於南部，而過著都會生活形態的人，發病率又偏高。

⭐ 已開發國家發病率高，都會區發病率又高於鄉村

異位性皮膚炎在已開發國家的發病率高於開發中或未開發家，歐美先進國家的發病率就遠高於南非等非洲國家；而都市的發病率又高於鄉村。以非洲國家辛巴威為例，連同異位性皮膚炎在內的過敏性疾病，全國平均發病率為六百分之一，也就是每六百人中只有一人罹患過敏性疾病，但是在其首都哈拉雷，發病率提高到每百人中就有一人。台灣也是如此。北部居住人口的過敏性疾病發病率，就遠比中南部高出很多。

☆ 父母的生活型態強烈影響發病率

胎兒期與母親生產過程的影響

過敏性疾病向來都受到生活型態的強烈影響，而最容易誘發嬰幼兒異位性皮膚炎的生活型態，莫過於母親在懷孕期間採取不利於身心健康的飲食與生活型態。

一位小病患的媽媽，懷孕期間特別難敵炸雞的誘惑。妊娠期兩百八十天，她就吃了不下兩百隻的炸雞腿。又因為家住海邊，海鮮供應源源不絕，讓她享盡了當媽媽的特權，山珍海味理所當然通通祭了她的五臟廟。一人吃兩人補的結果，孩子一出生就有嚴重的口臭，而且腹脹如鼓，經常鬧胃腸病，沒多久即發作異位性皮膚炎。

此外，採取自然產還是剖腹產，也會影響孩子異位性皮膚炎的發病率。自然產的過程可以保護孩子的免疫系統，而剖腹產的孩子大約在兩歲以後容易出現過敏性疾病。

是否經常接觸大自然會影響發病率

孩子的生活環境是否得以經常接觸大自然，也是影響過敏性疾病發病與否的關鍵之一。所有的過敏原都是大自然的產物，例如礦物質誘發灰塵過敏、植物誘發花粉過敏、動物誘發蛋白質過敏等等。孩子如果從小生長在大自然的環境裡，就如同時常在鍛練身體的免疫系統，可以建立一輩子受用的免疫防護網，不容易發生過敏。反觀都會生活型態讓孩子遠離大自然，剝奪了他們從小訓練免疫力的機會，免疫系統對外界的

過敏原十分陌生，就容易出現過度反應。不僅如此，處在摩肩擦踵的公共空間裡，為了預防各種傳染疾病，特別講究消毒，兒童用品都要塗上抗菌藥劑或是仔細消毒再使用，也因此削弱了孩子免疫系統的耐受力。

☆ 學習型態對發病率的影響

以競爭為導向的都市型學習型態，是造成異位性皮膚炎在都會區發病率高於鄉村地區的主要原因。尤其是都會區的孩子從小接受智力開發訓練，除了常見的語言、算術以外，現在又多了科學、圍棋等等的競賽與檢定，迫使孩子過度承受競爭壓力，更容易誘發過敏性疾病。相對於幼年時期在田野間自由奔跑的孩子，那些提早進入智力學習的都會孩子罹患過敏性疾病的機率明顯偏高。

Chapter

2

異位性皮膚炎
是寒冷、硬化的疾病

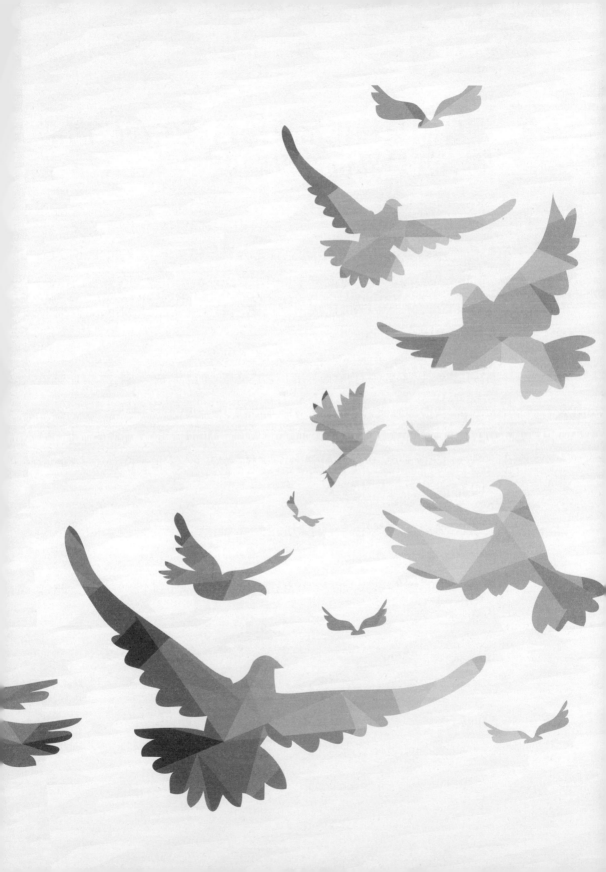

「身體某種正常反應錯發生在皮膚部位」就是異位性皮膚炎

異位性皮膚炎的「異位性」（Atopos），是從希臘文而來，topos就是英文的「place」，前面多加一個字母「A」有否定之意，因此「Atopos」意味著「身體的某種正常反應，發生在錯誤的部位」。簡而言之，就是「異位性」。

比方說，應該發生在腸胃道的消化反應竟發生在皮膚上，這就是「異位性皮膚炎」。腸胃道的消化反應是一系列溫熱的過程，這一溫熱過程發生在腸胃道，可以促進食物完整消化，但如果發生在皮膚上，就會引起發紅反應。所以溫熱的消化過程發生在皮膚上，顯然是位置錯誤，因此形成「異位性皮膚炎」。

肝臟的排毒功能弱化時，身體最大的排泄器官皮膚只得暫時替代部分排毒工作，而在皮膚表面出現皮疹、丘疹、紅疹。這原本並非皮膚疾病，而是肝臟的機能不良所導致，但是因為症狀發生部位在皮膚，而被視為皮膚病。

這就是為什麼治療異位性皮膚炎，只關心發紅、發炎的表相，都是治標不治本。必須先了解疾病的本質，才能夠真正療癒折磨人的痼疾。

總而言之，「身體的某種正常反應，發生在錯誤的部位」，就是「異位性」；而錯誤的部位發生在皮膚上，即成為主流醫學所說的「異位性

皮膚炎」。

　　中醫學所說的「四彎風」、「四季風」、「浸淫瘡」、「旋耳瘡」、「頑濕」、「奶癬」等，都和異位性皮膚炎的症狀多有符合之處。中醫學把發生於不同部位和症狀表現的「異位性皮膚炎」，做不同的命名，這就說明了發病症狀和部位的不同，代表不同的意義。

新生兒皮下脂肪的重大意義

　　讀者們可曾想過，獸類有獸毛，鳥類有羽毛，魚類有鱗片，但是人類為什麼體表光溜溜？獸毛、羽毛和鱗片都有保溫與保護的作用，人類卻只有厚度不足0.2公分的透明皮膚，豈不是太單薄了嗎？事實上，正是光溜溜的體表，讓人類晉升為萬物之靈。研究發現，人類從毛茸茸的靈長類過渡到體表無毛的同時，大腦體積增加了一倍。戲劇化的說法則是，「人類用一身濃密的長毛，換來發達的大腦」，可以從事大量思考變得聰明，從此和黑猩猩、人猿等「近親」分道揚鑣。

　　失去獸毛保護的人體必須發展出另一套機制來保持正常的體溫。獸毛、羽毛、鱗片的主要成分是蛋白質，相較之下，人體的表皮沒有太多蛋白質，主要依賴表皮層與真皮層的調節，再加上皮下脂肪來保持體溫，所以脂肪對人體而言極其重要。皮下脂肪可以形成皮膚的保護屏障，並且發揮保暖作用。

　　胎兒在母親的子宮裡，藉由母親的胎盤來調節體溫，所以這時候的母子關係處在共生狀態。胎兒即將出生前，皮下脂肪的發展會漸趨完善，從生物學的角度來看，這是為了在離開母體以後，能夠立即適應外界環境，並且保持正常體溫。而從心靈科學的角度解讀，新生兒皮下脂肪的形成具有「產生溫暖」與「發展意識」的重大意義。

☆ 脂肪將人類的肉體從僵硬的保暖組織當中釋放出來

嬰兒出生的第一年，身體會自動將脂肪儲存量增加一倍，體脂肪含量來到28%左右，所以嬰兒的體形都是胖嘟嘟、圓滾滾，這就是原因之一。第一年以後，體脂肪會逐漸遞減，直到孩子九歲時，體脂肪含量來到最低點。九歲以後，身體為青春期預作準備（荷爾蒙的原料是脂肪），所以體脂肪率再度升高，依照男女的性別不同而有差異，體脂肪率可以增加到18%～28%左右。

因為有了皮下脂肪的調控功能，所以我們不需要鱗片或羽毛就可以調節體溫，維持生理上的需要。它的意義在於：柔軟的脂肪取代了鱗片、羽毛，把人類的肉體從這些僵硬的保暖組織當中釋放出來。人體百分之九十八的熱量來自於脂肪，所以現代人對於脂肪的厭惡和恐懼是不恰當的。

現代人討厭脂肪，卻特別害怕蛋白質不足，尤其父母總是莫名擔心孩子會缺乏蛋白質，所以經常過量給予，卻忽略了蛋白質不但是最容易引發過敏的物質，而且不提供任何身體可利用的熱量。現代人誤以為低脂高蛋白是健康的飲食型態，卻因此造就各種過敏性疾病氾濫成災。

☆ 新生兒的脂肪能「產生溫暖」與「發展意識」

人體神經系統與膽固醇所含的脂肪淨重，佔總體脂肪的40%；也就是說，人體百分之四十的體脂肪都用於神經系統與膽固醇。體脂肪的分布以中樞神經系統與腎上腺皮脂的密度最高，這就說明了脂肪關係著一個人的思考與意識活動。

　　大致而言，孩子之所以罹患異位性皮膚炎，和嬰幼兒時期的體脂肪不足，或是體脂肪失調有密切關係。嬰幼兒何以會體脂肪含量不足或失調呢？可能原因之一，就是餵食配方奶。分析母乳的成分，可以發現蛋白質含量低而脂肪含量很高，可是多數嬰兒配方奶的蛋白質卻比母乳高出二、三倍不等，脂肪含量則低於母乳，所以嬰兒配方奶的成分常常不符合孩子的實際需求，反而帶來誘發過敏的風險。因此，哺餵母乳是預防異位性皮膚炎的關鍵之一。

　　另一個原因，則是先天消化功能虛弱，不能轉化供應身體所需的脂肪量，使得身體非常渴求脂肪。器官缺乏脂肪會硬化變脆、缺乏彈性，容易發生病變；而如果是皮膚的脂肪不足，就會失去滋潤和保護，容易瘙癢和感染。

異位性皮膚炎的本質是寒冷、硬化

罹患異位性皮膚炎的孩子皮膚是冷的，而且常會出現白色的皮屑，可是患部卻又發紅。如果單看患部的發紅，容易讓人誤以為是熱症，但事實上，異位性皮膚炎的本質是寒冷硬化，發紅發炎只是表象。所以治療異位性皮膚炎時，只處理發紅、發炎的表象，就會流於治標不治本。面對如此頑固的皮膚炎，醫病雙方都必須深入了解它的本質和特性，才能夠真正獲得完全的療癒。

為什麼說「異位性皮膚炎的本質是寒冷硬化」呢？一般健康人體以二十四小時的周期呈現溫度調節規律。早上醒來，體內的中心溫度上升，隨著白天活動旺盛，中心溫度逐漸升高，直到入夜後，或是人體疲勞時，體溫開始「周圍化」，也就是中心溫度經由皮膚，將白天過多的產熱向周邊發散出去。

可是異位性皮膚炎的患者視其病症的嚴重程度，可能失去這一正常的溫度調節規律。他們白天醒著的時候，因為體內產熱不足，而使身體的中心溫度偏低，加上皮表的屏障受損（搔癢抓傷皮膚），熱度流失更多。晚上睡覺時，受到身體中心溫度周圍化的影響，他們會感到表面皮膚躁熱難當，但其實體內的中心溫度已經太低，形成「內寒」的狀態。內在的溫度太低讓他們難以入眠，所以病人常有睡眠障礙。

怕冷的人應該都有過冬天躲在被窩裡，怎麼躺也躺不暖，冷到渾身打顫不能成眠的經驗吧！冷到全身哆嗦的時候，我們會不自覺的想要

跳一跳,活動一下肢體,好讓身體暖和,但是只要安靜下來,寒意又再度襲上身,所以異位性皮膚炎的孩子晚上總是睡不好。我們從患者夜間的睡眠狀況,例如,是否容易入睡?一晚醒來幾次?或是整晚都不能睡?來判斷異位性皮膚炎病情的嚴重程度;反之,也可以做為治療是否有起色的指標。有時,治療進行了一段時間,患部的外觀看起來依舊嚴重,但是病人的睡眠品質有了起色,晚上醒來的次數變少,這就表示病人的內寒體質已經有所改善,治療是有效果的。

一歲以下嬰幼兒的皮膚,無論含水量或皮下脂肪都非常飽滿,所以總是光滑細膩有如塘瓷一般。可是異位性皮膚炎的孩子皮膚卻異常乾燥、脫屑、角質化而紋理深,甚至滿布皺紋,這些皮膚硬化的現象和趨近死亡的老人沒兩樣。

才出生不久的孩子,本應該生命力蓬勃發展,為何皮膚卻出現趨向硬化死亡的特徵呢?這就要問我們這個時代究竟對幼兒做了什麼?是什麼樣的時代特質,造就了新生命提前衰老?

Chapter

3

造就異位性皮膚炎大流行的時代背景

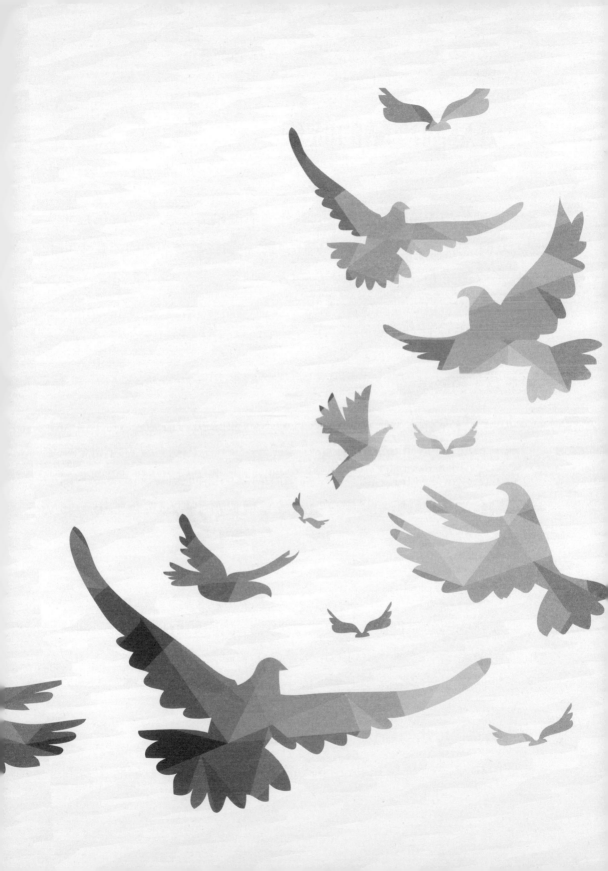

這是個冷酷的時代

我們的時代是個「冷酷」的時代，無論是外在環境或內在心理狀態都如此。就是這些我們習以為常的時代特質逐漸滲透體內，在不知不覺中形成了孩子的極端體質。

⭐ 冷酷的外在環境

寒氣逼人的產房

現在的新生兒幾乎都是在寒氣逼人的醫院產房出生。幾分鐘前，他們還在母親37℃的溫暖羊水中悠游，出了產道以後，環境瞬間急凍至22℃，造成新生兒的皮膚神經受到極度刺激。任何人曝露在寒冷的環境下，身體都會立刻緊繃起來，這就成為現代新生兒出生後的第一個反應——繃緊身軀。

應接不暇的疫苗注射

現在的嬰幼兒從出生以後就要接受一連串疫苗注射，兩歲前注射的疫苗多達二十餘劑。所有的化學藥品都會讓孩子的體質變寒，所以大人幾乎什麼都還沒來得及出手，孩子的身體就已經失去溫熱能力。

一生病就使用化學藥物

現代父母生養孩子少，所以把每個孩子都捧在手掌心上細細照

料，只要小寶貝稍有一點病痛不舒服，大人就過度焦慮，立刻帶去看醫生，使用特效藥。這些特效藥的內容不外乎退燒藥、解熱鎮痛劑、抗生素甚至類固醇等等，造成孩子的體質寒上加寒。有的小嬰兒剛出生時胃口其實很好，可是第一次感冒使用了抗生素以後，從此食慾不振。主流醫學又不像中醫講究病後的收功調養，以為孩子燒退了、症狀沒了，感冒就痊癒了，卻忽略孩子因服藥而受損的腸胃遲遲無法恢復正常功能。胃腸虛弱的孩子其分解與合成脂肪的功能差，所以胃口不開，身材乾瘦，肌肉軟弱無力。

吃生菜、喝冰涼飲料

人有人的體質，可分為寒性、熱性、陰性、陽性、強壯或虛弱體質，而食物同樣也有其特性，分別為寒性、熱性、溫性、涼性、陰性、陽性。現在的父母為孩子選擇食物時，往往偏重營養的成分內容和營養價值的高低，卻忽略食物原有的屬性對身體可能造成的影響，毫不顧忌的把生冷冰涼的東西給孩子吃。當然，並不是所有的孩子吃了偏性大的食物就會立刻生病，這與每個人本身的體質耐受度有關。所以父母要能分辨孩子的體質，是耐得住冰雪風霜的常青松柏，還是經歷一場大雨就會凋零的脆弱小白菜。無論如何，為孩子的食物屬性把關至為重要。

人體的平均溫度在攝氏36.8~37℃之間，對於新陳代謝機能而言，這是最佳的運作溫度。如果經常給孩子吃寒涼生冷的食物，體溫會逐漸降低，導致消化和新陳代謝機能變差，身體排除毒素廢物的能力低下，因此容易發作過敏。大人缺乏正確的飲食安全觀念，常給小孩吃生菜沙拉、喝冰涼飲料，都是為孩子的過敏體質埋下伏筆。

不避雨

在多雨的台灣北部或宜蘭等地，任憑霪雨霏霏不撐傘、不避雨，似乎很稀鬆平常。但是長期居住在這些溼氣特別重的地區，濕氣一點一滴滲透到體內，即使強壯的大人都難以招架，何況是嬌弱的孩子。外在的寒濕之氣會逐漸削弱體內的溫熱力量，誘發過敏性疾病。

不泡澡

泡澡是改善寒性體質很重要的保養工作，但是大家對泡澡的好處普遍缺乏正確認識，加上都市裡寸土寸金，浴室空間狹小，往往容納不下浴缸。再說，時間寶貴，水電也要成本，所以就習慣沖澡而不泡澡。如果是常常吹冷氣的人，寒涼之氣容易留駐體內，應該找時間泡澡發汗一下，以免寒氣累積不去。

綜觀以上因素可知，現代人從一出生就一再任身體受冷變寒。

★ 冷酷的內在心理環境

缺乏大人足夠的關愛

對生命而言，「愛」就是溫暖，當我們說「內心升起一股暖流」，表示內在受到感動而萌生暖意，這就是「愛的感覺」。父母儘管疼愛孩子，也想陪在孩子身邊，然而生活是現實的，為了家人溫飽不得不忙碌，總是苦無陪伴時間。孩子沒有感受到大人足夠的陪伴和關愛，內心缺乏溫暖的感受，這種內心的低溫會進而影響身體，使其變得僵硬

冰涼。

人際之間的冷漠疏離

我們都憧憬「處處有溫情」的溫暖人間，所以社會角落裡發生的溫馨小插曲，總會傳為美談而登上媒體版面。但是就在每天的生活中，我們常要面對學校和職場的無情競爭、他人有意無意的冷淡和不友善，社會普遍瀰漫冷漠疏離的氛圍。大人對這樣的氛圍或許已經麻木，不過兒童的感官是向外界全然開放的，因此無法將這樣的冷漠不友善屏拒在外，因而任其進入體內造成肉體的疾病。

有一次，我搭乘高鐵轉接駁巴士要去桃園機場接一位老師。當天因為只是去接人，所以兩手空空沒帶行李。就在桃園機場停靠站的時候，一位老太太的行李箱被夾在其他乘客的行李堆中拖不出來。她手忙腳亂的努力搬開其他人的行李箱，巴士司機已經等得一臉不耐煩。老太太又急又窘，滿臉脹得通紅，卻完全不見周圍乘客伸出援手。我實在看不下去，連忙從自己在巴士後面的座位衝過去，問她是否須要幫忙，結果一車的乘客就看著我們兩個女人氣喘吁吁的搬行李。這時，我可以清楚感受到全車降至冰點的空氣——這就是我們的社會氛圍。

這是個利益導向的社會，不只是置身其中的大人要競爭，孩子的身心發展也受到社會氛圍的強烈影響。

價值與美感的偏差

螢光幕前，受到兒童和青少年瘋狂崇拜的歌手、模特兒總是一臉

酷樣。他們用冷酷的眼神睥睨鏡頭，用舉手投足之間的蠻不在乎傳達耍冷、耍酷才是王道的流行美學，好像一開心就遜掉了，這就是我們的時代所崇尚的價值和美學，讓孩子學習的不是溫暖的笑容，而是冷酷的擺架式。

這是個刺激過多的時代

　　這個時代的大人習慣用過多的刺激，令孩子的新陳代謝系統和神經感覺系統異常興奮，這些來自生活各方面的過度刺激，可以分別從消化系統與神經感官系統兩大類加以檢視。

☆ 對消化系統的刺激

太早給孩子吃動物性蛋白質

　　幼兒成長到三歲前，消化道中分解動物性蛋白質的酵素還未發展出來，所以在這之前都應該吃素才對。可是現代父母深怕孩子身材發育不夠「稱頭」，所以早早就餵孩子吃動物性蛋白質。通常家長會「忍」到孩子一歲左右長牙，把雞蛋、肉類或肉湯這些動物性蛋白加入孩子的食物當中，但也不乏從寶寶六個月大開始吃副食品時，就迫不及待餵食動物性蛋白質的家長。我就看過一個令人很傻眼的病例，這位小病患的直系、旁系血親無一人過敏，但是他抓癢抓得很兇。細問之下，才知媽媽從孩子六個月大時，就改用牛肉湯代替熱開水沖泡牛奶，只因為大家都說牛肉營養價值非常高，所以她要讓孩子吃「最好」。這就是問題的癥結所在——大人的無知常會「好心辦壞事」，破壞了孩子的健康。我光是想像「用牛肉湯沖泡的牛奶」都會作嘔，何況消化道還很脆弱的幼兒，必定無力消化而脹氣，所以這孩子滿六個月沒多久就開始消化不良，發作異位性皮膚炎。

我在臨床上看到很多幼兒自從一歲左右開始吃動物性蛋白以後，就出現口臭、脹氣、胃口差等消化問題。胃口差通常表示脾胃虛弱或是飲食積滯，醫生必須針對問題加以解決，或是強化脾胃功能，或是消導積滯，才能夠治好孩子的病。但是家長可不這麼認為，他們只要看到孩子不愛吃飯，就擔心營養不良，於是在食物的口味上挖空心思，使出渾身解數刺激孩子的食慾。而大人祭出的法寶往往是加重食物的口味，讓炸雞、薯條、義大利麵、焗烤飯紛紛出籠。

大人一心認為「孩子不吃就長不大，只要他肯吃、吃得下就好」，於是陷入「給予難消化的食物→消化不良、胃口差→給予重口味的食物刺激食慾→消化更差，病情加重」的惡性循環。

醫生如果不能為家長建立正確觀念，只管本分的開藥治病，那就是在自找麻煩，因為再好的醫藥也治不了家長無知造成的傷害，所以病人會一再「回鍋」，醫病雙方都在白忙。

給孩子吃太多甜食

給孩子吃太多甜食，會弱化消化系統，特別是對肝臟造成負擔。肝臟是非常忙碌的解毒和分泌器官，人體血液裡的糖分會在夜間匯集到肝臟成為肝醣，白天再分解成葡萄醣進入血液中，供應身體各種活動所需的能量。太多的甜食轉換成大量血糖，會加重肝臟的工作負擔。

不僅如此，肝臟負責分泌膽汁協助脂肪的代謝和吸收。如果吃了太多甜食，增加肝臟的工作負荷，將影響膽汁的正常分泌，連帶造成脂肪的代謝、吸收不良，而導致皮膚乾燥。

孩子一生病就吃藥

大人一見到孩子的身體稍有不舒服，習慣立刻給予強效藥物，本意是捨不得孩子受苦，可是這麼一來，孩子的身體就失去自行調節、產生抵抗力的機會。尤其是使用抗生素，破壞腸道的菌叢生態，也成為引發皮膚病的禍端之一。所以患有異位性皮膚炎的孩子，絕對有必要服用益生菌來活化消化機能。

給孩子太多精製食物又不讓孩子活動

中醫學認為「脾主四肢」，四肢的力量來自脾（消化系統）的運化。反過來說，活動四肢能刺激胃腸蠕動，強化消化系統功能。然而，時下的幼兒園偏重靜態學習，讓吃飽飽的幼兒窩在教室裡學習讀寫算，肢體活動太少，也難怪消化能力越來越差。這樣的靜態學習趨勢所危害的，不只是消化系統而已，更刺激孩子的神經系統過度興奮，造成晚上難以入睡。

☆ 對神經感官系統的刺激

對孩子的神經系統加諸過度刺激，是這個時代特有的產物，也是異位性皮膚炎患者皮膚癢得厲害的最主要原因。絕大多數異位性皮膚炎的病童家長，都將發病原因歸咎於飲食過敏，然而，真正誘發孩子皮膚劇烈瘙癢，特別是夜半頻頻被癢醒的主要禍首，其實是神經系統受到過度刺激。

這個原因一直被大家所忽略，所以筆者在此特別提醒家長們，務必

留意日常生活中過度刺激孩子神經系統，而導致他們皮膚乾燥、瘙癢的各種因素。

環境中的聲光刺激

住家周遭充斥工廠的雜音，或是車水馬龍、人聲鼎沸的噪音，大人也許可以關起耳朵忽略不管，嬰幼兒卻毫無招架之力，神經感官系統立即受到強烈刺激，引發巨大的內在壓力。還有的父母整天在家開著電視、廣播，或是讓車上的衛星導航叨念不停，喜歡帶一、兩歲的幼兒到餐廳、百貨公司、大賣場等吵雜的公共場所，都對孩子造成過度的神經感官刺激。

原則上，幼兒不該到公共餐廳吃飯，如果一定要去，也應該慎選比較安靜而自然的用餐環境。父母不妨仔細觀察，孩子若白天去了餐廳或百貨公司、大賣場，當天晚上會變得很難入睡，而且情緒煩躁不安，這就是神經感官系統受到過度刺激的緣故。

此外，看電視或電腦、玩手機或平板電腦這些 3C 產品，對兒童來說也都是過度的聲光刺激。大人帶孩子外出，外界環境的混亂吵雜，對罹患異位性皮膚炎的幼兒造成強烈的神經感官刺激，所以孩子特別煩躁愛哭鬧，這其實是他們想要回到安靜的環境，好讓自己平靜下來的訴求。可是手忙腳亂的大人只想要趕緊平息孩子的哭鬧，於是就把隨身攜帶的手機或平板電腦打開給孩子看卡通、玩遊戲。孩子一看到這些新奇會動的東西，很自然被吸引而安靜下來，於是 3C 產品就成了非常好用的「替代保母」。

殊不知孩子會專注在 3C 產品的螢幕前，其實是神經一直接受聲光刺激的緣故，所以在大人關掉 3C 螢幕以後，孩子便瘋狂抓癢，這說明 3C 產品大量的聲光刺激，已經對孩子的神經系統造成危害。依賴 3C 產品做為「替代保母」，無疑是飲鴆止渴，只會加重孩子的病情。

智性學習的偏差

現代社會強調菁英教育，希望國家未來的主人翁個個成材，最好是「師」字輩的頂尖菁英。但是在成為頂尖菁英之前，必須要讀很多書，大人唯恐孩子的腦袋贏不過別人，所以從孩子很小的時候就開始訓練他們的「神經反射」。訓練手段之一，是給很小的孩子玩「閃卡」遊戲。閃卡遊戲的道具，是一大疊印有各種點數的卡片，一次一張，在孩子的眼前一閃而過，讓孩子快速辨識上面的點數。一般人認知的「聰明」，其實偏指「神經反射速度快」，所以認為「一目十行」很厲害，而「閃卡」遊戲正可以訓練孩子的神經反射速度，因此讓很多父母趨之若鶩。時下流行的幼兒智能開發課程，很多是這類刺激幼兒神經興奮的教具，我的一名小病患就是拜這樣的教具之賜，罹患了異位性皮膚炎。

話說這孩子只有八個月大，白天就顯得煩躁，老是搔抓頭皮，每到晚上睡前更是變本加厲，非得抓到頭皮見血不可。後來就連搔抓頭皮都不能滿足他，這孩子像猴一樣抓遍全身。

我問孩子的媽媽，是否帶孩子去上了什麼課程？這位盡忠職守的家庭主婦說，她和小孩整天在家也只是「浪費時間」，她認為應該替孩子的未來做點「有意義的事」，所以興沖沖的帶孩子去上幼兒智能開發課

程。課程當中有一項「花生彈力球運動」，道具是一顆兩端膨大、外形像花生米的大球。球的中段比較細，幼兒就趴在上面，讓大人像推輪子一樣來回推著球，孩子用前趴的姿勢隨著球向前滾動時，身體會本能的抬起頭來。該遊戲藉此活動刺激大腦前庭神經，說是能強化孩子的平衡感，將來也會比較聰明。怪的是，開始玩「花生彈力球運動」沒多久，孩子就出現抓頭的行為。這是為什麼呢？

人體的神經集中處，都是溫度比較低的部位，神經受到過度刺激，溫度還會降低。而搔抓會引起皮膚發紅發熱，是因為搔抓的磨擦能刺激血管擴張、血流循環加快，說明了這孩子本能的想要透過搔抓來刺激身體局部溫度升高，減輕「智能開發活動」造成局部低溫硬化的不適感。也就是說，孩子莫名搔抓的動作看似病態，實際上卻是自我療癒的行為。對這名八個月大的小病患來說，只要大人停止瘋狂的智能開發運動，他就不必再受苦，也不必抓頭了，偏偏大人還繼續賣力推球，所以孩子抓癢抓得越兇。

現代父母有個迷思，認為社會競爭壓力大，所以孩子必須具備非常強大的能力，將來才能夠面對和應付激烈而殘酷的競爭。為此，人人都想提前發展孩子各方面能力，卻忽略了有些基本能力是不能假手外力去敦促、拉拔的，必須在小生命的最初階段靠自力發展形成。

比方說，孩子從出生到一歲之間，必須使用自己的身體進行多方探索和嘗試，才能夠從最初的平臥，到幾個月後可以轉頭、抬頭、翻身，然後學會匍匐前進，而後能夠爬行，之後坐起身，進而把自己整個人從地面上直立起來；學會站立以後，再嘗試跨出人生的第一步。整個過

程從一度空間的平臥，到二度空間的直立，終於可以在三度空間自由移動，前後至少需要一年的時間來完成。

這期間，孩子必須在肌肉和神經系統發展到足夠程度，方能夠進行到下一個新的動作階段，大人不可操之過急。例如，將還不會自行坐起的幼兒放在靠墊上，勉強讓他維持坐姿，孩子的模樣雖然看似好端端的坐著，其實背部肌肉十分僵硬不能放鬆。像這樣，硬要幼兒去做他的肌肉和神經還無法自行控制協調的動作，都會讓他們的神經系統處在異常緊繃的狀態。

這名八個月大的孩子根本還無法自行爬上花生彈力球，對他而言，這就是超乎身體能力所及的事。他當然也還無法自己擺動身體去玩那顆花生彈力球，一切都得靠大人的外力運作，孩子的神經系統只能被動接受刺激。對身體還沒有準備好的孩子來說，這些都是過度的神經刺激，但是孩子很難自行把受到過度刺激的神經平緩下來，只能透過不停抓癢，刺激血管擴張，好讓局部發紅發熱來得到溫暖，藉以平衡神經的過度負擔。

孩子幼年期的發展往往不是大人所想像的那麼簡單。幼年期是人生當中十分特殊的發展階段，這個時期的不當教養最容易對孩子造成傷害，甚至種下日後病痛的禍害。對於孩子從出生到七歲的幼年階段，大人必須要建立全面性的正確認識才好。

給孩子過多的生活壓力

診間常見孩子抓癢抓得很兇，我會提醒家長留意孩子正承受著很大

的壓力。大人通常對此都很不以為然，認為孩子每天就是吃喝拉撒睡，除了玩還是玩，哪來的壓力。天真爛漫的孩子本身當然不會有壓力，壓力都是來自周遭的環境和大人。

大人常會在無意間對孩子施加過度的壓力而不自覺，例如，夫妻因為工作而不得不分隔兩地，孩子難得見上爸爸或媽媽一面。父母分隔兩地，對孩子來說就是很大的壓力，如果雙親離異或是經常爭執，孩子承受的壓力就更大了。

因為每個孩子都很愛自己的父母，他們無法割捨任何一方，又無法預料兩人吵架之後會發生什麼事，所以內心非常恐懼。

而父母的過度保護和擔憂，也是孩子難以承受的壓力。幼兒園裡有個三歲多的女孩罹患異位性皮膚炎，媽媽帶她到診所來看病的時候，我可以感受到她們母女之間的關係非常緊張。這是一位很焦慮的媽媽，眼睛始終盯著自己的孩子，嘴巴也沒有停過，總是把「不行」、「不可以」、「不能碰」掛在嘴邊。只要媽媽在，診間氣氛立刻變得格外緊繃，孩子在她的嚴密監視之下，焉能輕鬆喘口氣。

事實上，這位媽媽的表現就是現代父母的縮影。根據統計，現在的父母平均每八秒鐘就對孩子說一次「不行」，換成是你我，誰能不抓狂，何況孩子就是要藉著不斷觸摸和嘗試去探索世界，大人卻用各種限制將他們「五花大綁」，讓他們備感拘束。孩子太小，還不懂得表達自己的憤怒，只能從一些大人眼中看似怪異的舉動或肉體的病痛，來發洩內在的壓力。

有一天，小女孩的爸爸難得的親自帶孩子回診，透露了她們母女倆

相處的「秘辛」。原來，三十多歲的媽媽在家經常和二歲的女兒吵架，顯然這位媽媽不懂得如何處理孩子的問題。小女孩的爸爸是職業軍人，他訴苦說，每次放假回家，就得先處理妻小二人的紛爭，讓他煩不勝煩，幾乎要得憂鬱症。我後來開導孩子的媽媽，她果真從善如流，回家認真反省自己和女兒之間的關係。下一次帶孩子回診時，她有感而發的說，回想當初孩子出生時，全家都為新成員的到來而歡喜不已，但是不知從何時開始，自己和孩子之間竟然變得關係緊張。她生下這孩子以後連續腹瀉了三個月，沒想到稚嫩的新生兒也和她一樣，拉肚子三個月，讓她苦不堪言。姑且不論腹瀉的原因為何，我們可以知道這孩子從一出生就胃腸不好。媽媽又回想起這孩子第一次感冒，打噴嚏流鼻水，正好爸爸放假在家，只要聽到孩子打個噴嚏，就怪媽媽沒幫孩子穿暖和；孩子一咳嗽，就怪媽媽沒帶孩子看醫生。從此以後，每當孩子出現任何一點狀況，都讓媽媽很焦慮，好像自己老是沒有盡到做母親的責任，處處被先生挑剔。她開始變得很神經質，和女兒之間的關係日漸緊張。

家庭關係緊張往往是從一兩句無心的話開始。難得在家的爸爸，基於補償心理，對女兒加倍呵護，他叨念媽媽，應該只是出於好意的提醒，並沒有責怪的意思。可是聽在自我要求很高的媽媽耳朵裡，提醒變成怪罪，讓她感受到喘不過氣的壓力，說什麼也不敢生第二個孩子。這些都不是當事人可以輕易坦白的心事，也讓我們看到孩子病痛的背後，往往隱藏著更多大人不以為意的內情。

我看過不下數百位的重度異位性皮膚炎患者，其中有位才一歲的小病患令我印象深刻。即使是「身經百戰」的我，看到這孩子體無完膚的模樣，還是忍不住心疼。小病患的媽媽非常努力配合治療，用了整整一

年時間，病情終於出現明顯突破。陪伴和照顧病童的辛酸不是外人可以想像，我由衷稱讚孩子的媽媽真了不起，沒想到這位年輕媽媽一派輕鬆的說：「不會呀，照顧這個小的還好耶！」我納悶：「難道大的孩子更難照顧嗎？」年輕媽媽說，他的大兒子有情緒障礙，動不動就去撞牆，做出自殘行為，真的讓她心力交瘁。這個家裡的兩個孩子，還在幼兒階段就已經出現精神神經方面的問題，背後必然有著深層的原因。如果不從根本原因去破解，身心的病痛注定會反覆不癒。

父母的過度保護和擔憂，會造成孩子的心理壓力；相反的，太過忽略孩子，沒有滿足其需求的關懷和照顧，又是孩子內在的另一種壓力。第一章談到的那位八歲已罹患陰部瘙癢症五年的小女孩，就是一個活生生的例子。

此外，為了照顧異位性皮膚炎的孩子而忽略其他孩子，導致其他孩子開始出現異常行為舉止或生病的例子，更是屢見不鮮。

一位十歲的哥哥患有嚴重異位性皮膚炎，媽媽每次帶他到台中看診時，妹妹都會當陪客。我看小妹妹的皮膚很漂亮，身體也健康，為她感到很慶幸。不料有一天，這位小妹妹竟然也出現皮膚炎，外觀與異位性皮膚炎很相似。

不是異位性體質的孩子，怎麼會說發病就發病呢？原來，哥哥從一出生就是異位性皮膚炎病童，體弱多病很難入睡，每晚睡前都要媽媽陪，幫他擦藥，為他抓癢，安撫他焦躁的情緒。妹妹比哥哥小，更想要媽媽陪，但是每次吵著要媽媽陪伴睡覺，媽媽就會「曉以大義」，告訴她哥哥皮膚生病了，需要更多照顧。受到忽視的年幼孩子，將媽媽的話

理解為「有皮膚病的孩子才會有媽媽陪伴睡覺」，因此她也把自己的皮膚抓成傷，告訴媽媽說自己的皮膚也生病了，需要陪伴。

這個例子提醒我們，別讓一個罹患異位性皮膚炎的孩子控制了全家人的生活。異位性皮膚炎並非不治之症，它是可以痊癒的，父母要保持平常心，不必過度焦慮，只要謹遵醫囑，正確落實生活起居的注意事項，就可以大幅縮短治療時間。

打罵孩子

以前的人比較不講究教養孩子的藝術，往往對孩子動輒打罵，但是也沒有出現滿街異位性皮膚炎的孩子。現在的父母努力學習「愛的教育」，想要當孩子的「麻吉」，罹患過敏性疾病的孩子卻依舊有增無減，這是為什麼呢？

過去的生活形態與學習環境，不像今天充滿了各種對神經感官的強烈刺激，所以孩子對於大人的打罵至少還「挺得住」。可是如今不必勞駕大人打罵，生活周遭環境的過度刺激就已經讓孩子有如「驚弓之鳥」，形成極大的內在壓力。如果再加上大人打罵的刺激，他們立刻發作過敏，渾身抓癢。因此，現在的父母對孩子說話更應該態度穩定溫和，以保持孩子的情緒平靜，安撫其過度亢奮的神經感官系統。

大人的催促不休，讓孩子總是精神緊繃，也是常見的壓力來源。還有一些求好心切的大人，秉持嚴加管教的態度，帶孩子像在帶隊練兵，總是疾言厲色，讓人望而生畏。

有位阿公帶小孫女來看病。孩子坐上會旋轉的診療椅，沒有一個不

轉著玩，小孫女也不例外。只聽見老人家扯開喉嚨，大喝一聲：「不行，給我坐好！」聲量之大把我嚇了好大一跳，過了好幾秒才終於回神，可以想見小女孩經常被阿公這樣「五雷轟頂」，必定總是戰戰兢兢。

一名九歲的獨生子每到睡前就猛抓癢，爸爸帶他來看診，在診間喝令他要端正坐好。孩子雙手乖乖貼在大腿上，像個小紳士一樣，維持了幾秒鐘筆直的坐姿以後，又不自覺的把手架在桌子上。「叫你不要亂動，沒聽到嗎？」爸爸突如其來的暴怒聲一波又一波，我感覺到自己心跳加速，寫病歷的思緒一再被打斷，忍不住制止這位嚴厲的爸爸說：「不要對孩子這麼大聲嘛！」

不過，上述的阿公和爸爸都還是「不善偽裝」的誠實大人，有些父母可沒這麼簡單，他們在外面對孩子輕聲細語，回到家卻態度丕變，打罵全來。如果你也是這樣的父母，請仔細想想自己對孩子的管教，真的是出於「愛之深，責之切」，或只是將自己的情緒發洩在孩子身上。過度嚴厲的苛責造成親子關係緊張，可能成為孩子一輩子的陰影，影響他未來的身心健康與人際關係，只有百害而無一利，這是否真的是你想要的呢？

而身為醫生，必須對病人和家屬之間的互動「明察秋毫」，因為患者的病一直好不起來，有時並非治療錯誤，而是患者的生活背景有著醫生無法知悉的內情。

生活不規律

大人太隨性，有時早睡有時晚睡，今天一時興起往海邊跑，明天心

血來潮又上山尋幽訪聖，生活步調沒有規律可循，天天變換地點，孩子跟著大人到處團團轉，對他們來說是極度缺乏安全感而緊張的生活。

大人應該為七歲以下的孩子建立規律的生活節奏，每天在固定的時間做固定的事，走一樣的路線去相同的地點，訂定好流程以後天天「按表操課」。這樣日復一日的規律生活型態，可以為孩子建立內在的安全感。周末假日如果要出門去玩，也要以車程半小時內可到達的地點為限，最好是在附近的公園綠地自由玩耍就好。千萬別為了要讓孩子早一點認識繽紛世界，經常帶著他們「遠征」各地，孩子會因為大人的變動不休而無所適從，要給孩子驚喜反而變成孩子的驚嚇。這個年紀的孩子並不需要急著認識大千世界，他們最需要的是「足夠的安全感」。對七歲以下的孩子來說，規律的生活作息與重複的活動路線和環境，是最能夠建立安全感的生活。

幼兒園裡有一位園兒，每天由爸爸開車走同一條路送他上學。這一天因為馬路施工，爸爸不得不中途拐進另一條巷子，這孩子當場驚慌大喊：「爸爸，爸爸，走錯了走錯了，不是這條路！我要去學校耶，你要載我去哪裡？」大人或許無從體會生活中的變動，可能對孩子造成多麼大的恐懼壓力，這件發生在幼兒身上的生活小插曲，或許可以提醒大家稍微覺知幼兒的感受。生活中難免有突發狀況，大人如果必須做任何變動，請至少先告知孩子，讓他們有心理準備。

太晚睡

七歲以下的孩子應該在每天晚上八點以前就寢，連睡十二個小時，也就是晚上八點睡到隔天早上八點，或是晚上七點睡到隔天早上七點。

這原本是七歲以下孩子應有的睡眠，但是在台灣，能睡足這個時間的孩子非常「稀有」，說明了台灣學齡前兒童「醒著的時間太長」。醒著的時間太長，意謂著「接受外界刺激的時間過久」。

一位四歲的異位性皮膚炎小病患，每天晚上必定殷殷等待爸爸回家。可是爸爸回到家，往往都已經過了午夜十二點。這孩子為什麼如此堅持呢？因為爸爸一回來，就會和他玩得很興奮。喜歡玩、喜歡興奮是小孩的天性，媽媽變不出新花樣，對他來說不好玩，所以他總是熱切期待爸爸每天晚上的陪伴。而父子這麼一玩，總要鬧到凌晨一點還欲罷不能，所以才四歲的孩子每天都是凌晨一點以後才睡覺。

治療期間，在我的千叮嚀萬交代之下，父母全力督促孩子早早上床睡覺。然而，就在皮膚病灶只剩下最後的「餘孽」，正待一舉剿清的最後關頭，大人鬆懈了，又開始放任孩子故態復萌，每晚和爸爸玩到半夜。結果，我們就看到疹子從小病人的腳內踝循著肝經一路往上發作。這是體內的毒素無法從正常管道排出，而「借道」皮膚排除的表現，也就是「錯誤的新陳代謝模式」。於是乎，這孩子的異位性皮膚炎又拖了好一陣子才終於痊癒。

攝取含磷酸鹽的飲食

「磷酸鹽」這一化學成分會刺激人體的神經系統，令人神經興奮。而且磷酸鹽有脫鈣作用，導致人體流失鈣離子。常見含大量磷酸鹽的食物包括可樂、雪碧等清涼碳酸飲料，以及香腸、火腿、熱狗、丸子類的加工食品等等。超商養大的孩子每天都可能吃下許多的磷酸鹽，這與孩子的過動傾向不無關係。

有一種很容易被忽略的磷酸鹽來源，就是「即溶飲品」。即溶飲品必須添加磷酸鹽，以便在水中快速溶解，而奶粉就是常見的即溶飲品。喝嬰兒奶粉的孩子從小以含磷酸鹽的人工食物為主食，這樣的孩子如果情緒躁動難帶，並不令人感到意外。

至於熱狗、香腸、丸子等加工食品，都是用絞碎的肉類或魚類做為原料，這類絞碎的材料會出水、散開，無法成形，所以需要添加磷酸鹽做為黏合劑。而經過美麗的廣告包裝，和重口味的添加以後，竟成為廣受大人小孩歡迎的餐桌佳餚。孩子從小吃這些東西長大，骨本被偷走，情緒控管差，無異是病從口入，禍從口來。

生活中還有諸多對孩子的不當刺激，本書不及一一備載，還盼各位賢明的家長善加辨識，找出哪些習以為常的行為習慣可能弱化了孩子的新陳代謝系統，或造成神經過度敏感。

這是一個偏執、片面、極端的時代

☆ 現代生活形態的特徵

五光十色、眾聲喧嘩的環境背景

讀者們如果稍微留心，就會發現生活周遭充斥各種感官刺激。有機會和十幾二十多歲的青少年閒聊，你會知道現在的年輕世代習慣把自己淹沒在感官刺激當中，距離內心世界越來越遠。一旦拿掉這些強烈的感官刺激以後，他們會頻頻抱怨「真無聊」、「好無趣」。而 3C 產品正可以暫時滿足他們的感官刺激，讓年輕人越陷越深。

我對年輕的異位性皮膚炎患者總是下達「3C 禁令」，必定要他們完全隔離 3C 產品，病才會好得快。但是遠離 3C 的世界對他們來說度日如年，好像一下子切斷外界訊息，獨自生活在「失聲」又「失色」的洪荒孤島，不知該如何自處。

偏執的生活型態

從小習慣了感冒服用感冒藥，發燒就吃退燒藥，身體失去排除遺傳疾病的能力。

生活缺乏規律節奏

現代人已少有「日出而作，日落而息」的健康概念，每當我建議病

人在晚上十一點以前就寢，大多數人的反應都是：「嘎，這麼早！」習慣熬到凌晨兩點以後才睡的人比比皆是，完全不知道熬夜晚睡對身體的傷害。

空氣、水、食物的污染

有位媽媽帶她兩歲的孩子來看異位性皮膚炎。她說自己為了照顧孩子費盡心思，聽說吃益生菌可以顧腸道，減輕異位性皮膚炎，所以讓孩子服用某品牌的益生菌一整年，卻在爆發「塑化劑事件」以後，赫然發現孩子吃的益生菌就含有塑化劑。當她看到電視報導的時候，感覺有如遭到天打雷劈，不敢相信自己竟親手餵食一歲孩子吃了一整年的塑毒。

還有一位罹患多年濕疹的太太，她長期茹素，而且幾乎不碰加工再製品，可是皮膚病一直好不了。某日看新聞才得知，她三天兩頭光顧的某素食餐廳，專用回鍋油炒菜。她最愛吃深綠色蔬菜，而回鍋油顏色暗褐，拿來炒深綠色蔬菜不易被發現，自己已經在不知不覺當中吃下好多回鍋油。

近年來食安風暴頻傳，社會為此付出極為慘痛的代價，多少喚醒國人對飲食安全的危機意識。然而，生活中的污染已經到了防不勝防的地步，所以我都提醒病患，三餐最好不要假手他人，否則至少先確定食材的來源是安全無虞的。

現代的環境污染已經到了無孔不入的地步。瑞士向來是先進國家的指標，但是一則研究報導指出，當地的水質已經被化療患者所排放的尿液污染。瑞士即使擁有精良的下水道污水處理設備，還是無法濾除自病

人體內排放出去的化學藥物污染水源。那麼，台灣呢？無論我們知道或不知道，令人不寒而慄的事實就充斥在身邊。

☆ 現代思考模式的特徵

沒有父母不希望自己的孩子聰明過人，而所謂「聰明」，就是學習能力強、反應速度快。為了達到「聰明」的要求，所以學習上偏重神經反射訓練，強調腦部的智力與神經系統的快速反應，也就是鼓勵「片面性的聰明」。

電視台有很多「親子同樂」的益智節目，像是《天才衝衝衝》、《小孩很忙》、《百萬小學堂》等的節目內容，都充分反映社會普遍崇尚智力開發與神經快速反射的「片面作用」，以及「片面作用」所展現的「聰明」。

然而，「聰明」並不等於「智慧」，智慧是全面性的，而聰明只是片面的表現。小聰明也許可以讓孩子在人生的某些時刻占上風，但是缺乏大智慧，可能會失去更多。一昧鼓勵小聰明式的神經反射訓練，是在過度刺激神經感覺系統，從人體三元構造 (請見第四章) 的發展平衡來看，可以知道它會帶來無窮後患，異位性皮膚炎只是其一。

☆ 「聰明」的孩子是異位性皮膚炎好發族群

聰明、反應快的孩子，也就是「片面作用」強的孩子，容易罹患異位性皮膚炎。因為他們打從一出生，神經感覺系統就非常醒覺，不像有的孩子很夢幻而總是「狀況外」。神經感覺系統過度醒覺的孩子，對外

在發生的一切快速反應，所以能夠立刻進入狀況，學習速度驚人，甚至在嬰兒時期就表現出思考的特質。可是這樣的聰明是片面性的，典型的「用腦不用心」，也因為對外界訊息照單全收，因此接受了太多的感官刺激。

大人可以從孩子的專注特性，輕易分辨出這些孩子。有個兩歲的異位性皮膚炎小病人，第一次來到我的診間，先是看了我這個陌生人一眼，沒能引起他的興趣，於是立刻從媽媽的腿上爬下來，到處東摸西摸。他對排列整齊的物品，像是櫃子上陳列的藥物特別感興趣，而一閃一閃的電器尤其吸引他。這孩子顯然對結構性的物體和聲光刺激著迷，而無論是排列整齊的結構性物體或聲光刺激，都屬於神經系統的特徵（稍後的第四章將說明人體的三元構造，並解釋神經感覺系統具有嚴謹的結構和對稱性）。

這樣的孩子不會專注同一件事物太久，他們在某處看了看，有個印像以後，就立刻轉移到下一個陣地，目標替換速度之快幾乎到了過動的程度，但是在還未被診斷為過動之前，他們可能已經先發作異位性皮膚炎。

這些聰明的孩子再長大一點，就會喜歡坐在電腦前，從事分析式的工作，而且十分勝任愉快。他們的反應實在太迅速，當我還在逐字逐句的閱讀電腦畫面時，他們已經一頁頁的不斷往下翻動卷軸。這些人對外界的感官刺激幾乎是無條件接納，所以神經反應飛快，到了一目十行的地步。然而電腦作業等 3C 的聲光，對他們的神經又造成更大刺激，形成惡性循環。筆者個人的臨床經驗發現，屬於神經性的異位性皮膚炎成

年患者，如果又從事電腦相關工作，治療將會是非常高難度的挑戰，病情進步也較為緩慢。

片面性的作用對異位性皮膚炎發病的影響

前面談到，這是個過度刺激神經感覺系統的時代，我們的日常周遭充斥太多聲光、氣味的感官刺激，乃至情緒壓力的刺激。過多的神經感官刺激壓力，會從頭部的中樞神經傳導至全身的周圍神經，也就是把腦部「冷」的能量送到全身，造成周圍神經感覺異常。這時，新陳代謝系統的「熱」會設法緩解神經感覺系統所帶來的「寒冷」和「硬化」，而把中心的溫熱效應送到全身。萬一送得太猛，就可能引起全身發紅，形成「身體的某種正常反應，發生在錯誤的部位」，這就是「異位性皮膚炎」。皮膚的主要功能是「防禦」和「感覺」，並非進行新陳代謝，異位性皮膚炎卻是把新陳代謝系統的工作拿到皮膚來進行，所以皮膚呈現紅腫、瘙癢、起疹、滲液等病理狀態。

現代生活型態對新陳代謝系統的過度刺激：

・幼兒太早吃動物性蛋白質

・嗜吃甜食

・稍有不適就服用化學藥物

・肢體活動太少

現代生活型態對神經系統的過度刺激：

・環境中的各種刺激（尤其是聲光）

・智性學習的偏差

・來自父母的壓力

・生活不規律（尤其是太晚就寢）

・攝取含磷酸鹽飲食

從三元構造
理解異位性皮膚炎

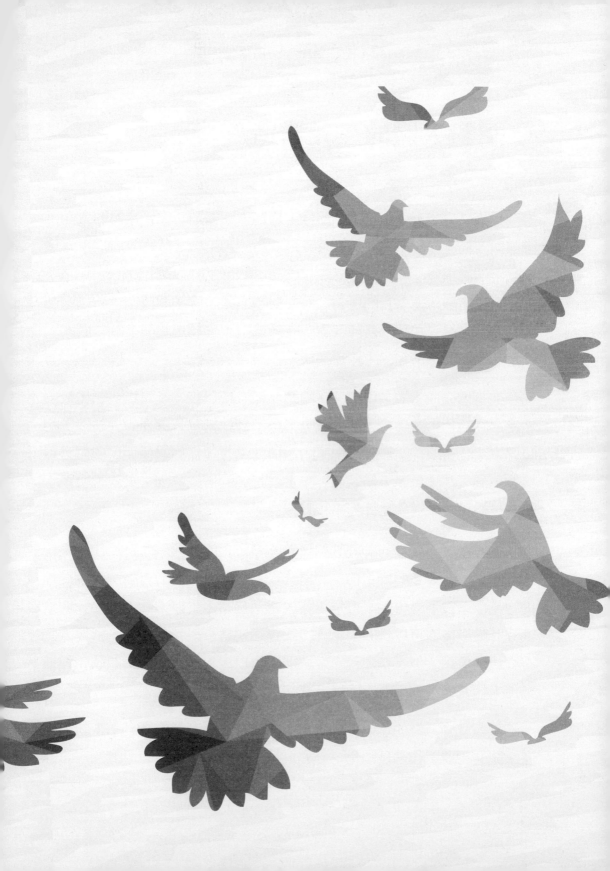

認識人體的三元構造

　　把人體分為上、中、下三部分，是為三元構造。三元機體的上端是腦部與中樞神經的所在，包含眼、耳、鼻、舌、口等感官，所以三元機體的上端又稱為「神經感覺系統」；三元機體的下端是肝、膽、腸、胃、脾、腎等新陳代謝器官的所在，而中醫學主張「脾主四肢」，所以四肢也歸屬為下端，統稱「新陳代謝四肢系統」；位於上端與下端之間的，則是心臟與肺臟所在的「節律系統」。

　　把身體分成上端、中端、下端的三種系統以後，就可以明顯比較出系統之間的特性差異。「神經感覺系統」的結構具有嚴謹的對稱性，相較之下，「新陳代謝四肢系統」的結構就沒有這樣的對稱性，例如，胃只有一個，肝臟偏向人體右側，腸子繞呀繞的擠成一團，這就說明了兩種系統的構造本質與特性大不相同。

　　神經感覺系統裡的神經細胞具有高度特化的功能，而新陳代謝系統的細胞並沒有太多的特化性；神經感覺系統的再生能力有限，所以神經細胞死亡以後不易再生，可是新陳代謝系統的再生能力強，例如，切除部分肝臟以後還可以長回來；神經感覺系統是「以骨包肉」，就像大腦有腦殼的保護，但是新陳代謝系統則是「以肉包骨」，例如四肢。種種構造上的差異，都反映出兩種系統在功能上有明顯的兩極性。

　　神經感覺系統的功能在於思考、想像等「有意識的活動」；新陳代謝系統的主要工作則是消化、分解、轉化、吸收、排泄等「無關乎意識

的活動」。 新陳代謝系統的結構分布基本上是不對稱的，唯一對稱的只有腎臟。然而，嚴格說起來腎臟本不屬於新陳代謝系統，因為它是從腦而來。由胚胎學可知，腎臟是從早期發育的腦細胞分化，下降為中腎、後腎發展而成，這和中醫學認為「腎通於腦」的說法不謀而合。腎臟的位置雖然是在新陳代謝系統的範圍，卻與神經系統的作用緊密連結。

新陳代謝系統的活動基本上是無關乎意識的，所以正常狀態下，我們不會感覺到胃正在進行消化作用、腸正在吸收養分。當我們對新陳代謝系統的活動有感覺的時候往往表示生病了，所以會意識到胃脹、腹痛等不正常的新陳代謝表現。

人體最有節奏的器官就是肺臟與心臟。呼吸、心跳各有固定的節奏，以其頻律擺盪在上端的「神經感覺系統」與下端的「新陳代謝四肢系統」之間，具有調節上下端的作用。事實上，我們的情緒感受都來自心肺節律系統。

心臟與肺臟先感受情緒，然後再受情緒影響。人在緊張的時候會心跳加速，大笑的時候呼氣比吸氣多，都說明情緒感受的變化無不牽動著呼吸和心跳。當心跳改變，血液循環必定隨之變化；血液循環一改變，神經感覺系統也跟著受影響，思考因此發生變化。呼吸次數改變，攝氧量就不同；攝氧量起變化，腎臟的代謝必定受影響。所以說，心肺節律系統受到情緒感覺的左右，間接影響神經感覺系統和新陳代謝四肢系統。

人類機體的三元構造

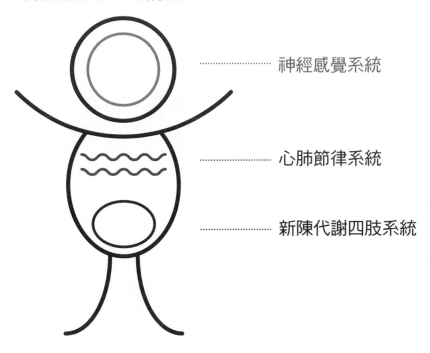

神經感覺系統

心肺節律系統

新陳代謝四肢系統

上端「神經感覺系統」：腦部與中樞神經的所在，同時包含了眼、耳、鼻、舌、口等感官。在相對低溫的條件下，才能夠良好的行使思考和意識運作，所以用腦思考需要先「冷靜下來」。

中端「心肺節律系統」：位於上端與下端之間，是心臟與肺臟所在的「節律系統」。當上端頭部的「冷」向下傳輸，與下端腹部的「熱」向上輸送時，中間的心肺節律系統必須發揮其協調功能。心肺節律系統功能良好時，能善盡協調冷熱的作用。

下端「新陳代謝四肢系統」：肝、膽、腸、胃、脾、腎等新陳代謝器官的所在，中醫學主張「脾主四肢」，所以四肢也歸屬於本系統。進行新陳代謝活動需要「熱」，因此三元構造以本系統溫度最高，肝臟的溫度甚至可以高達 42℃。

⭐ 喜冷的上端、喜溫的中間、喜熱的下端

人體的平均溫度是 37℃，不過這並不表示身體從頭到腳、從裡到外都是相同的溫度。整體而言，下端的新陳代謝系統溫度最高，這是因為進行新陳代謝活動需要「熱」，肝臟的溫度甚至可以高達 42℃；中間的心肺節律系統需要的是「溫暖」；相較之下，上端的神經感覺系統就「冷」得多。

頭部要在相對涼爽的環境下，才能夠良好的行使思考和意識運作，所以用腦思考的時候都需要先「冷靜下來」。汗流浹背的大熱天，或是額頭發熱的時候，我們會頭昏腦脹、思路打結、意識混沌。而新陳代謝系統則必須在熱呼呼的環境下，才能夠旺盛活動，正好與神經感覺系統相反。

我們每天吃的食物要先加熱煮熟，加熱過程就是預先把食物消化一遍。食物進入胃腸還必須再次消化，所以消化系統務必保持足夠的溫度，才能夠充分行使消化吸收的作用。明白這個道理以後，我們不得不佩服老一輩的智慧。老人家都懂得為小baby裹上肚圍，千萬不可讓肚子著涼，否則就容易腹瀉。小孩的肚腹只要像暖爐一樣熱烘烘，就會有良好的消化吸收能力，自然能夠健康不生病，一暝大一寸。

不讓孩子做孩子，跳過新陳代謝四肢系統的發展過程，直接當大人

一個人從小到大、由生到死的身心變化，其實就是三元機體的推移過程。小孩子總是餓得快、吃得多、好動坐不住，但是逐漸長大以後，性情開始變得成熟穩重，好靜不愛動，食量也越來越小。這是因為七歲以下的孩子，活在新陳代謝四肢系統當中，他們的性情也表現出這個系統混亂的特質，所以十分不定性，手腳動個不停，可以把周遭攪得天翻地覆。而活在神經感覺系統的大人，呈現出這個系統特有的對稱性和規律性，所以做事嚴謹，講求工整和秩序。

說到這裡，各位是否已經發覺，現代的學前教育並不瞭解幼兒的生理特質，原本應該活在新陳代謝四肢系統的孩子，卻被迫超齡活在神經感覺系統當中；本性是喜歡蹦蹦跳跳的孩子，卻必須乖乖坐在教室裡用腦學習，開發智力，接受過度的神經感官刺激。強迫孩子跳過新陳代謝四肢系統的階段，像個成年人一樣活在神經感覺系統的世界，不讓孩子當孩子的超齡發展，後果就是孩子變得脆弱多病，要不是神經感覺異常興奮，就是神經衰弱，甚至造成性早熟。

提前硬化的孩子

　　溫度引發的物理變化，遵循「溫度低則硬化，溫度高則溶解」的規律。神經感覺系統具有冷（溫度低）的特質，因此呈現硬化的傾向；新陳代謝四肢系統具有熱（溫度高）的特質，所以呈現溶解的傾向。也就是說，上端的神經感覺系統會趨向硬化，下端的新陳代謝系統則傾向溶解，所以活在下端新陳代謝系統的孩子容易生「溶解的病」，亦即中醫學所說的「陽症」、「熱症」，例如發燒。發燒之症看似危急，但是來得快去得也快。相反的，中老年人易生「硬化的病」，也就是中醫學所說的「陰症」、「寒症」，乃體溫偏低引起的慢性疾病，例如心血管硬化、關節退化、癌症、糖尿病等。硬化病症初時不明顯，但是纏綿不休，很難治癒。

☆ 讓孩子發燒是健康之本

　　「溶解」和「硬化」是身體的兩個極端，人類由生到死的過程，就是由溶解到硬化的過程；而所謂的健康，不外乎是「在溶解和硬化之間找到平衡」。小孩和老人分別是這兩種狀態的極端表現，中年人則是活在兩端的過渡。

　　小孩正要長大，所以新陳代謝四肢系統必須夠強壯，方能順利成長發育。小孩發燒是為了溶解遺傳自父母的不良蛋白質，藉由一次又一次的發燒改善體質。例如，有糖尿病家族史、高血壓家族史

或癌症家族史的孩子，都必須藉著幼年時期一次次發燒，分解代謝掉不好的遺傳蛋白質。可是大人害怕孩子發燒，只要燒到38.5℃就輕易使用退燒藥。而醫生為了自保，也樂於配合焦急的家長開給退燒藥。這就是為什麼現代文明社會傾全力防堵癌症、高血壓、糖尿病等慢性、遺傳性疾病，卻還是只能眼睜睜看著發病率持續升高而徒呼負負。重點不在於遺傳基因，而是我們的醫學觀念有所偏差，不讓孩子的免疫系統發揮作用，從孩子呱呱墜地開始，就一再為他們種下惡疾的種子。

嬰幼兒每年發作八次左右的發熱性疾病都屬正常，平均大約是一個多月就要感冒發燒一次。我主張對發燒的孩子採用中醫的支持療法，不僅不鼓勵用退燒藥，也不輕易使用中藥的石膏這類寒涼退熱藥材，以便孩子憑自己的抵抗力度過發燒的過程。原則上，只要體溫不超過41℃，連續發燒三天以內都還在可接受的範圍。事實上，當孩子燒到40℃左右，大約就「封頂」，體溫開始要下降了。人體有十分精密的溫控系統，不會無止境的燒上去，大人其實不必過度緊張。

話雖如此，但也不能就因此掉以輕心，父母對發燒的孩子務必耐心陪伴和仔細觀察。要能夠察覺孩子有沒有特殊或異常的症狀表現，並且隨時和醫生保持連繫，而不是任意使用退燒藥，以為只要燒退了就安心。燒退了並不表示病好了，尤其是異位性皮膚炎的孩子(大人也一樣)，經過正確治療以後，寒性的體質會逐漸「回暖」，當能量累積到一定程度，眼看異位性皮膚炎就快要痊癒之際，身體必定會發燒，這樣的發燒有時是透過一場感冒或流感順勢發作。

臨床上，我們會看到異位性皮膚炎病人在發燒時，原本乾燥粗糙、

脫屑的皮膚忽然變得光滑，也就是身體透過發燒加熱，更新不良的皮膚細胞。大人如果具備正確的觀念認知，用合理的方法陪伴孩子度過發燒期間的痛苦煎熬，孩子會有如「浴火鳳凰」般的重生，身心變得更為強健，真正告別異位性體質。

德國有越來越多醫學研究證實，發燒對孩子的健康好處多多，德國政府也長年積極支持這方面的醫療研究。在我看來，這樣的醫學才是真正先進的醫學，而不是頭痛醫頭、腳痛醫腳，看到黑影就開槍，不去關心疾病背後的真正意義。

☆ 治不好的病常常是錯誤醫療製造出來的

健康的人體會自行在「溶解」與「硬化」之間找到平衡點，以乾癬性關節炎、退化性關節炎為例。患者發病之初，會在晨間起床時感到關節僵硬，這種僵硬感就是「硬化」、「凝固」的表現。當病情繼續惡化，關節會開始紅腫，這是新陳代謝系統把「熱」送過來，想要化解「硬化」，試圖在溶解和硬化之間找到平衡，所以關節紅腫其實是身體的自我療癒手段。以前的中醫用火針治療此病，就是深知其「本質」為寒症，因此儘管患部表面紅腫，仍應採用火攻。

這就如同異位性皮膚炎的病灶表面紅腫，骨子裡卻是寒症。可是現代主流醫學卻給病人解熱鎮痛藥物，施以類固醇、免疫抑制劑，抑制身體產熱的自救能力，當然不可能治好，而必須終身用藥物控制。這是對疾病的理解不完整，以及未能從整體看待人體的動態機能，導致治療方向錯誤，硬是和身體的自癒力背道而馳。所以疾病治不好不是身體的

錯，醫療觀念偏差往往才是問題所在。

現代人看待疾病，常被太多的旁枝末節所遮蔽，惑於表相而不見本質。當醫生只看到某種藥物對某種症狀有效，卻忽略症狀背後的本質，就會製造出一大堆治不好的病。

☆ 異位性皮膚炎發作與否的關鍵

關鍵之 1：心肺節律系統的功能

當上端頭部的「冷」向下傳輸，與下端腹部的「熱」向上輸送時，位居中間的心肺節律系統應該發揮其協調功能。心肺節律系統作用良好時，能止住上端的「冷」向下灌、下端的「熱」往上衝，善盡協調冷熱的作用。可是心肺節律系統失去足夠的協調能力時，上、下能量錯亂，就會抵擋不住「正常的反應發生在錯誤的部位」，以至於發作皮膚炎。所以說，心肺節律系統的功能是異位性皮膚炎發作與否的一大關鍵。

關鍵之 2：代謝脂肪的功能

外界太多的神經感官刺激，首先對全身造成壓倒性的侵犯，導致周圍神經感覺異常；而過度的神經感官刺激，也對身體形成巨大壓力，刺激腎上腺分泌過多的壓力荷爾蒙「可體松」（也就是類固醇）。體內濃度過高的「可體松」會反過來破壞皮膚表面角質細胞之間的脂肪，而脂肪代謝失調，正是發作異位性皮膚炎的另一大關鍵。

表皮脂肪細胞名為「神經醯胺」（ceramide，又譯為「賽洛美」或「分子釘」），最主要的功能是保濕、鎖水，因此被美容界視為保養美容聖品而大作文章。這種分布在皮膚角質層之間的重要脂肪，會遭受壓力荷

爾蒙可體松的破壞，主流醫學卻使用「美國仙丹」類固醇 (可體松製劑) 做為異位性皮膚炎的消炎止癢用藥。初用時雖能收到暫時的功效，皮膚卻越擦越乾、越擦越薄，顯然又是治療方向錯誤。

　　神經醯胺也是人體的神經外鞘主要成分，神經外鞘的脂肪如果不足，神經就會變得過度敏感。所以說，對神經感覺系統的刺激太過，會造成人體組織朝病理性的發展。

瞭解異位性皮膚炎
的特徵

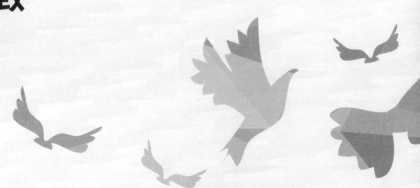

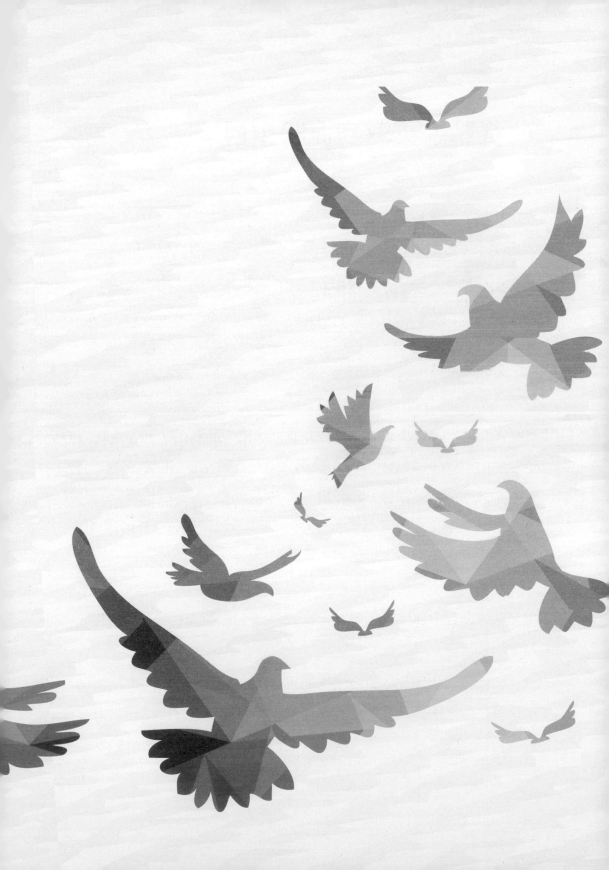

從脾虛夾濕到血躁生風

中醫學把異位性皮膚炎最初的病因歸咎於「脾虛夾濕」，而當脾虛夾濕進一步惡化發展，就可能出現「血躁生風」的皮膚病症狀。

中醫學的「脾」，大致相當於現代醫學所說的「消化系統」，中醫學古籍認為異位性皮膚炎的本質在於脾胃功能差（消化力弱），患者不僅胃腸消化能力不佳，與消化分解有關的肝、膽、胰也都有功能上的弱化，像是肝臟的解毒作用不彰、膽汁分泌不通暢，或是胰臟的消化酵素分泌不足。

脾（消化系統）具有將食物化為精純微小的營養（即「水穀精微之氣」，也是人體的後天之氣），輸布並濡養五臟六腑與四肢百骸的作用。脾又是「人體的除濕機」，脾胃不和（功能差），水液代謝失調，體內就容易有水濕之氣滯留。因為「脾虛」而「夾濕」形成的異位性皮膚炎，外觀上十分類似濕疹，相當於主流醫學所說的「異位性濕疹」。

然而，古人也觀察到異位性皮膚炎與感官、神經的關連性，所以脾虛日久，血躁生風，就出現了相當於今日主流醫學所說的「神經性皮膚炎」症型特徵。

中醫學所說的「生風」，多數是指帶有神經性的病因，例如，「中風」就是指「神經系統的功能損傷」。如果以現代醫學用語，來解釋中醫學古籍「脾虛夾濕」和「血躁生風」的內在心理素質，我們可以說：

「脾虛夾濕」的「異位性濕疹」，是「歇斯底里體質」；而「血躁生風」的「神經性皮膚炎」，則是「神經衰弱體質」。

　　總之，異位性皮膚炎的病人先有胃腸虛弱（多為虛寒）的病因，然後又受到外在神經刺激，強化了「脾虛夾溼」加之「血躁生風」的病情，而後者在現代臨床上遠遠多過前者。

脾腎兩虛夾水濕的「異位性濕疹」

　　濕疹型的異位性皮膚炎患者，病灶會發紅、腫脹、皸裂滲液，液體和毒素的排泄過程本來應該發生在身體的排尿或是排便系統，如今卻借道皮膚排泄出去，顯然是身體無力控制這樣的滲漏，而讓過度的分泌過程獨自在錯誤的部位進行。

　　外來物質在人體內的不恰當分解，主要發生在蛋白質領域，蛋白質也是身體最主要的過敏原。胃腸無法分解飲食所攝取的蛋白質，這些尚未被適當消化的蛋白質不能分解成應有的狀態，就進入血液循環，送到皮膚表面，所以皮膚病灶的滲液幾乎都是蛋白質。由於患者本身的皮膚脂肪防護原來就不足，所以皮膚的屏障有漏洞，造成滲透性和分泌性增加，而呈現濕疹狀態。

　　「異位性濕疹」患者的心理素質是「歇斯底里體質」，其歇斯底里體質除了表現在皮膚的滲出液過多之外，也會顯現在其他部位分泌過多的現象，例如多汗、多腹瀉，或是腺體腫脹而容易鼻塞、流鼻水。

　　中醫學看鼻過敏、流鼻水，本質上都是脾胃虛寒之症，如果一味當做風寒處理，偏用驅風藥，是無法治好鼻過敏的，必須加上溫補健脾的藥方，方能夠真正改善患者脾腎兩虛夾水濕的體質。

　　歇斯底里體質的患者還會有淋巴滲出水腫，例如腿部水腫現象，或容易有尿床問題。矛盾的是，這一類型的病人因為脾胃功能失調，所以

嘴巴很饞，雖然消化功能虛弱卻吃個不停，經常喊肚子餓，才吃飽飯又開始翻箱倒櫃找東西吃，兩餐之間還需要甜食墊胃。可是他們的消化系統並不耐受多種蛋白質，尤其是牛奶和蛋類等「發物」，很容易誘發這類濕疹患者過敏。

皮膚病患者絕對不可吃到的食物（發物）

· 花生堅果類（核桃、杏仁果、松子、腰果、開心果、瓜子、栗子、芝麻等）

· 糯米類（湯圓、粿、粽子、發糕、年糕）

· 零食類（魷魚絲、餅乾、核桃糕、牛軋糖、肉乾、鱈魚香絲、罐裝飲料等）

· 海鮮類（魚、蝦、蟹、蛤、蚵等）

· 葷食類（牛肉、羊肉、鴨肉等）

· 其他（起司、芋頭、茄子、竹筍、香蕉、南瓜、韭菜、芒果、荔枝等）

· 辛辣（麻辣鍋、沙茶醬、XO 醬、辣椒醬、甜辣醬等）

· 油炸（臭豆腐、鹽酥雞、香雞排、薯條等）

· 冰飲料、酒類

＊其餘食物則依照個人體質是否敏感來決定攝取與否，例如牛奶、豆漿等。

血躁生風的「神經性皮膚炎」

神經性異位性皮膚炎是從「脾虛夾濕」，進一步惡化為「血躁生風」的病症。患者新陳代謝系統的分解與合成能力低下，消化和吸收減少，所以身體能量低落，體溫偏低缺乏溫暖，營養的不足也造成血量和津液偏少，持續分泌不足，整體呈現乾燥現象。

「血躁生風」的表現包括神經活動增加而過度敏感，皮膚趨向乾燥硬化、過度成形（角質層厚），所以患者的掌紋、唇紋偏多，皮膚炎看起來不若急性期發作那麼怵目驚心，可是瘙癢感有增無減。這一類神經衰弱型的皮膚病，病灶比較乾燥，沒有濕疹型的大量滲液，但是皮膚紋路多、鱗屑多，頸部發作部位靠近髮際。（參見第 200 ～ 207 頁附錄的照片說明，乾燥紋路多的皮膚／滲出液的皮膚）

「異位性濕疹」與「神經性皮膚炎」的發作部位特徵

★ 從三元構造解讀發病主因

人體的各部位都可分為三個層次，所以稱為「三元構造」。例如，將面部分為上、中、下三部分，上段是眼睛周圍以及前額區域，屬於神經感覺系統；中段是以鼻子為主的呼吸系統；下段是嘴巴周圍和面頰區域，屬於新陳代謝系統。

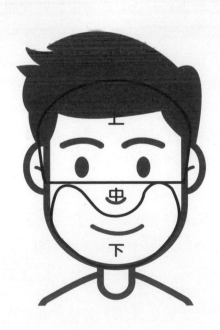

濕疹型異位性皮膚炎常見發作於面部的下三分之一處，像是臉頰、口唇、下巴；而神經性異位性皮膚炎則多發於頭面部的上三分之一處。新陳代謝系統包含消化系統與排泄系統，濕疹如果長在耳朵上，就表示腎的代謝作用比較差了。

同理，人體軀幹也可以分為上、中、下三段，下三分之一的肚臍周圍屬於新陳代謝系統，上三分之一的頭頸肩部屬於神經感覺系統，中段的胸腔屬於心肺節律系統。病灶如果多發於肩膀，可視為神經性皮膚炎；若是在肚臍四周比較多，就是新陳代謝型的異位性濕疹。

頸部的異位性皮膚炎也可以分為上、中、下三段來看，神經性的異位性皮膚炎常發作於髮際線邊緣，新陳代謝系統型的異位性皮膚炎則多發於肩膀周圍。（參見第 208 ～ 214 頁附錄的照片說明，神經衰弱型體質／新陳代謝型體質）

☆ 從病灶表現解讀主導類型

異位性濕疹常見患部有小紅疹而潮濕；神經性皮膚炎的患部則十分乾燥，癢感強烈，所以病灶抓痕累累。對比之下，濕疹型因為不是那麼瘙癢，患部的抓痕不至於太慘烈，所以範圍比較不會迅速擴大（具有侷限性），取而代之的是長出許多小疹子，這是新陳代謝系統無力代謝的廢物由此排出所造成。發作嚴重時，患部會紅腫、滲出，待滲液收乾、發炎消退以後，病灶會脫屑，汰換掉一層皮，而後展現出新的皮膚。

家長只要留心觀察孩子最初發作的部位，通常可以判斷皮膚炎的本質是從消化功能虛弱而來，或是神經受到過度刺激引起。臨床上，常見

到本質是「異位性濕疹」的病人，卻因為外在過度的神經刺激，病灶於是從原來的面部下三分之一處，向上蔓延到面部的上三分之一處，也就是合併表現「神經性皮膚炎」的特徵。

這說明孩子本來是脾腎兩虛夾水濕的體質，而在某一段時間承受較大的精神壓力或是神經刺激，所以後續又出現「血躁生風」的「神經性皮膚炎」。而這也反映出大人對孩子的教養方式可能需要調整，除了調養孩子的體質，強化其脾胃功能之外，也要排除孩子的精神壓力或不當精神刺激，否則病情將會反覆不癒。

看懂異位性皮膚炎在發作部位上的特徵表現，患者和家長就可以自行判斷皮膚炎的主要原因，是單純的脾腎兩虛夾濕，或已經進展到血躁生風。而即使是比較複雜的混合型，也可以解讀出目前是哪一類型主導，從而對症做好自我調整。

異位性皮膚炎的病灶經過患者反覆搔抓，往往可見角質增厚，皮膚變得皺巴巴，分明是嬰幼兒，皮膚卻像八九十歲的老人家。當皮膚角質已經這麼厚，無論血管送來多少的能量（發紅、發熱），試圖修補組織也無濟於事。而同樣都會癢癢，如果是先搔抓才長出疹子，那無疑是「神經型」；若是先長出疹子才搔抓，就是「新陳代謝型」。

現代醫學將異位性濕疹與神經性皮膚炎 合稱「異位性皮膚炎」

· 異位性濕疹：又稱新陳代謝型異位性皮膚炎、濕疹型異位性皮膚炎，中醫學認為其成因為「脾虛夾濕」。患者的心理素質為「歇斯底里型體質」。

· 神經性皮膚炎：又稱乾燥型異位性皮膚炎，中醫學認為其成因為「血躁生風」。患者的心理素質為「神經衰弱體質」。

異位性皮膚炎患者
的心理素質

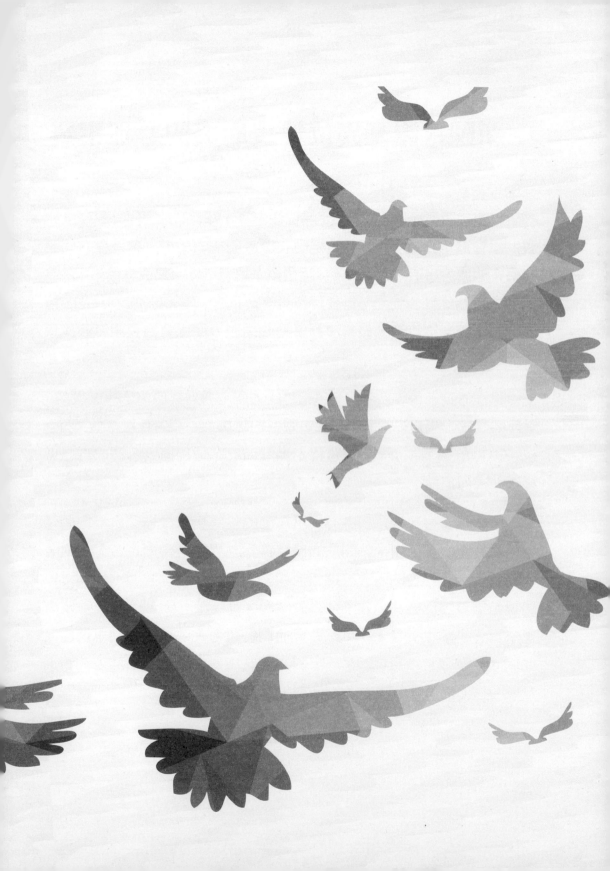

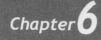
新陳代謝型異位性皮膚炎的心理素質

新陳代謝型異位性皮膚炎 (異位性濕疹) 患者的感官對外界極度開放，儘管還不到過度敏感，可是內心過於開放的結果，讓外界的問題輕易在他們內心留下傷害，所以這些孩子擁有一顆容易受傷的玻璃心。他們的行為比較衝動，顯得任性沒規矩，內在卻是脆弱的，太多的情緒悶在心裡無從紓發，便轉移到自己的肉體，從皮膚的裂開滲液找到表現的出口。

這樣的孩子也容易受挫而退縮，比方說，看到其他孩子的畫很美，就開始嫌棄自己畫得太醜不如人，說自己什麼都不會、什麼都做不好，以後再也不畫了。本來只是畫得不滿意而已，他卻擴大解釋成自己樣樣不如人而退縮。

這些孩子會比較自我中心，用自己的皮膚病來操控家人。他們是天生的好奇寶寶，用全然開放的感官探索外界的新奇變化，尤其執著在物質性和實用性的內容。這讓他們看起來好像特別聰明，但其實只能說是機伶、反應快，並不是真的敏銳。從新陳代謝型的異位性皮膚炎學童（小學生）身上，可以發現他們的思考欠缺組織和構思技巧。他們的作業簿常常出現髒污，又因為愛吃東西，所以容易沾上油漬，身邊的物品也總是七零八落，無法收納整齊。

　　新陳代謝型的異位性皮膚炎男童，常有無法自我克制的攻擊行為。何謂「無法自我克制的攻擊行為」呢？幼兒園裡有一名六歲的男孩，媽媽傍晚開車來接他回家，一坐上車子後座的安全座椅，繫好安全帶，他開口的第一句話就是：「今天晚上吃什麼？」媽媽宣布今天晚餐吃爸爸煮的麵，這孩子立刻拿起水壺往媽媽的頭砸過去。只因為他嫌棄爸爸煮的麵不好吃，讓滿心期待晚餐的他很不爽。可是扔水壺還不足以消心頭之氣，他解開安全帶，奮力爬到車廂前座，給媽媽補上一腳。這就是一種無法控制的攻擊行為。雖然不是所有的攻擊行為都像這名男孩那般激烈，不過我們的生活周遭確實可見稍不順意就打人、摔東西的孩子。

　　這樣的孩子儘管有暴力衝動，肢體卻呈現垂肩、軟塌無力的姿態。這是因為他們脾胃虛弱，新陳代謝能力差，所以四肢軟弱無力。

新陳代謝型皮膚炎（歇斯底里體質）的心理素質

1. 感官對外在環境過度開放而形成創傷特質。

2. 行為較衝動、任性、沒規矩。

3. 很容易受驚嚇，且內在易受傷害，悶在心裡生氣或難過，未能表達出來的情緒轉移至皮膚，以裂開、滲液來表現。

4. 容易受挫折，一受挫就退縮，全面否定自己。

5. 自我中心，會以自己的皮膚病操控父母。

6. 來到醫院或診間，對任何事物都好奇，態度開放，但是沒有神經性皮炎的患者那般敏感。

7. 反應機伶，快速吸收實用性和物質性的內容。但是從學童的作業簿可以發現到，他們並非那麼有組織和構思技巧，且作業簿常沾有污漬。

8. 男孩常有無法控制的攻擊暴力行為，但呈現的姿態卻是無力、雙肩下垂。

神經性異位性皮膚炎的心理素質

這類型患者的感官不僅對外界極度開放，而且過度敏感。他們對外界訊息的吸收速度之快，已經成為神經反射性的反應（片面的快速反應）。我的一位小病人有天和媽媽出門，半路上媽媽遇到熟人，簡單攀談了三句話就離開，可是這孩子回家以後，卻能把對方的穿著細節、外觀特徵描述得鉅細靡遺，媽媽聽得一愣一愣，完全自嘆不如。

這樣的孩子幾乎從一出生就具備觀察與思考能力，顯得特別聰明伶俐。但是他們在幼兒時期對父母（尤其是母親）有焦慮性的依賴，只要一轉身沒看到依賴對象，就會驚慌失措。

他們的個性倔強頑固，只在內在壓力極高，或是難以表達強烈的情緒時，才會出現暴力行為。就學後，他們對自己的要求通常很高，所以精神緊繃，晚上也睡不好，甚至小小年紀就經常失眠。他們的分析能力尤其出色，加上天生的反應快，在現今以神經反射速度論成敗、崇尚智力開發、偏重知識學習的教育價值體系中，特別的吃香，所以在校成績表現多半都很出色。

這類型孩子總是把身邊的事物整理得井井有條，就像神經系統那般對稱有序，這是和歇斯底里型的孩子很不相同的地方。而且他們對自己進行嚴格管控，展現高度自制力，有時甚至到了毫無彈性的偏執地步。

我的一位病人 C 同學是大二學生，因為異位性皮膚炎急性發作，大老遠跑到台中租屋一個月，每天來我的診所報到，有如住院治療一般。來看病之前，他已經因病在家休養了好幾個月。雖然請假在家，這孩子卻完全沒有荒廢課業，因為系上的所有課程內容都公佈在網站上，所以他一樣能夠在家上網自學。如此的遠距離教學立意良善，可是對這類型的病人卻不是好主意。因為長時間對著電腦螢幕學習，只會加重聲光刺激對神經的傷害，所以我嚴禁 C 同學在這一個月的治療期間使用 3C 產品。

這孩子在我的診所治療一個月後，病情好了九成，學校老師答應讓他參加十天後的補考，只要補考及格，這學期就讓他過關。神經反射極快的 C 同學回到台北，立刻投入考試準備，每天在電腦前苦讀八、九個小時，然後眼看著原本快要痊癒的皮膚一天比一天乾燥。補考及格的他，九月開學後，和其他同學一樣順利回到校園上課。

神經性皮膚炎患者生性自我要求高，而且常懷抱雄心壯志，對自己信心滿滿，又喜歡接受挑戰，總想要把事情做到極致完美（這一點和新陳代謝型的不拘小節不同）。C 同學就是典型充滿進取心的年輕人，他給自己立下新學期的遠大目標——力拼全國會計檢定考試前三名。可以預料，他的皮膚病在自己的「雄心壯志」折騰之下再次大爆發。這回，他和家人慎重討論以後，認為「留得青山在，不怕沒柴燒」，痛下決心休學一年，先把皮膚病徹底治好以後，再力拼下一回合。而我認為更重要的是，C 同學應該在這一年「學會如何自我照顧」。

這孩子在為準備檢定考而發作急性皮膚炎的時候，全身如萬蟻鑽

膚，痛苦到不得睡臥也不能飲食。他的爸媽心疼不捨，打電話問我能不能給他用一點類固醇藥膏。我礙於遠水救不了近火，狀況又十分緊急，於是勸他暫時用少量類固醇舒緩症狀，至少讓自己能入眠、吃得下飯。可是 C 同學卻說什麼都不肯妥協，即使癢到全身發麻而近乎崩潰，他仍堅持不採用類固醇這種「飲鴆止渴」的行為，自己再痛苦也要「hold 住」，鋼鐵般的意志力絕非一般人所能及。

除了 C 同學，我還見識過許多像他這樣嚴厲實行自我控制的病患，打死不退的固著在自己的堅持上。比方說，病患知道出汗能幫助自己新陳代謝，有利於病情進步，所以每次跑步運動一定設法跑到全身大汗淋漓，結果自己累到虛脫；又比如知道睡眠很重要，所以整天躺在床上休息不活動。這類片面的固著行為，反映他們大腦神經系統的特質，也就是講究對稱和嚴謹，以及絕對的不可通融、缺乏彈性。他們一旦坐在電腦前就停不下來，連身體已經過度疲勞也渾然不覺，從不知休息為何物，所以這樣的孩子幾乎都不午睡。

我經常提醒他們要多休息，他們總是說自己睡不著，一般人都想不懂這些孩子怎麼會有如此源源不絕的精力，活像是「特殊材質」製造。但其實他們是神經系統廣泛的醒覺，所以太容易受到外界干擾而過度清醒，並且難以放鬆。

神經性皮膚炎（神經衰弱體質）的心理素質

1. 感官對外在環境過度敏感（片面的快速反應）。

2. 在幼兒期，有壓力性的過度依賴，特別是對母親有焦慮的期待。

3. 從一出生就有能力觀察和思考。

4. 倔強頑固，當壓力升高或難以表達情緒時，只能透過衝突或暴力來解決。

5. 學齡期之後，整個人神經緊繃，連晚上也無法放鬆，而逐漸發展為失眠。

6. 非常聰明，特別表現在分析能力方面。

7. 有雄心壯志，遇到考試或表演就病情惡化。

8. 對於整潔和條理有著強迫性的需求。

9. 有恐懼感。

10. 憂思太多，並嚴厲自我控制。

11. 忽略疲勞。

異位性皮膚炎早期發生的原因

☆ 胎兒期的因素

出生不久就罹患異位性皮膚炎的孩子，其關鍵原因大多是來自母親懷孕時的壓力，例如，和另一半關係不良，經常衝突吵架甚至分離，或是處在悲傷、憤怒的情緒中難以自拔。這些都會讓新生兒的身心發展出現偏差，醫生和病人切不可小看這一部分病史。

L媽媽服務於高科技公司，懷孕期間工作壓力非常大，每天都有忙不完的業務，總是被時間追著跑，肚子裡的孩子也跟著她神經緊繃，出生兩個月後就發作異位性皮膚炎。

K太太是個很怕孤單的人，偏偏先生工作繁忙，經常不在家，生活缺乏陪伴讓她總是鬱鬱寡歡，幸好後來養了一隻貓咪，每天跟前跟後向她撒嬌，讓她開心極了。不料就在K太太臨盆前的一個月，貓咪竟不明原因病死，原本就神經纖細多感的K太太大受打擊，久久不能從失去愛貓的悲痛中走出來。結果孩子出生不到一個月，兩頰就出現很嚴重的異位性皮膚炎。

母親在懷孕期間經歷的情緒和壓力，都會影響孩子的器官發展和體質，因此母親本人和周圍的親友都應該多多關照孕婦的情緒。

追溯胎兒時期的母親心理狀態，不是愛翻舊帳，它最主要的意義在於：母親懷孕期間的情緒問題，會造成她們心理上不能平衡，反映在產

後照顧孩子的方式，也和一般的媽媽不太一樣，容易發展出母親與孩子綑綁在一起的共生關係。例如，母親將孩子當做替代的伴侶，將所有的焦點都集中在孩子身上，這使得兩人的關係變得非常緊張焦慮。

母體懷孕期間曾經受過驚嚇，例如車禍，或至親過世的悲傷打擊等等，同樣會影響媽媽的心理，認為自己好不容易才保住孩子，而不自覺的用異於常人的方式教養孩子。各位千萬不要輕忽「差點就失去孩子」的恐懼威脅對一個母親的影響，很多媽媽在事隔一二十年後重談這一段經過，仍然忍不住激動而眼淚潰堤，說明這些情緒如何深植在她們的潛意識中。

羊膜穿刺或羊水穿刺這類檢查，也會損害母子之間的關係，因為這表示媽媽擔心孩子不正常，而「母子連心」，母親這樣的起心動念已經損傷了親子的信賴關係。其他像是早產、人工受孕、剖腹產，或是懷孕期間被醫生告知孩子可能會有唐氏症等異常，都讓母親處在憂心忡忡的心理狀態下，也會影響孩子的身心發展。

☆ 嬰兒期的因素

母親在懷孕期間承受精神壓力或是受到過度驚嚇，可能種下親子依附關係失調的遠因。而母親和父親的伴侶關係惡劣，讓她想要離去，卻又放不下對孩子的責任，在兩難中拉鋸的結果，容易陷入憂鬱情緒。媽媽處在憂鬱狀態下，會影響她與孩子的關係連結，直接依附在母親之下的孩子必定會感受到情緒壓力，可能因此發生各種身體不適，皮膚症狀也是其中之一。萬一真的演變成異位性皮膚炎，為了照顧病兒以致心力

交瘁的媽媽真會被逼到憂鬱症發作。

病童的媽媽如果有這樣的心理困擾，則不只是孩子的皮膚病需要治療，大人也應該接受心理諮商，否則，皮膚病的治療往往會受到親子壓力關係的干擾而成效不彰。

☆ 器官功能衰弱因素

異位性皮膚炎發作越早，或出現的症狀越明顯，都說明孩子的體質先天不良，器官功能比較弱。

有位小女嬰出生沒幾天就發作異位性皮膚炎，兩頰發紅、潰爛，流出大量滲出液，媽媽還發現小女嬰有嚴重口臭。健康的小嬰兒身上都應該帶著奶香味才對，會有口臭或體臭，就表示孩子要生病了。嬰幼兒的口臭來自消化系統對食物的分解能力不足，未充分分解的食物在腸胃道腐敗，散發出難聞的氣息。這樣的口臭在早上睡醒時特別明顯，嚴重時，甚至整天都會聞到孩子口中散發的異味。

這孩子為何一出生就發病呢？原來，小女嬰的家住在漁產豐富的海邊，媽媽懷孕期間，受到無微不至的照顧，享用了大量海鮮。加上這位孕婦本身胃口大開，特別愛吃炸雞，算一算整個孕期至少吃了兩百隻炸雞腿。她心想，反正「一人吃兩人補」，媽媽吃得好，孩子的體質就不會差，所以卯起來吃得不亦樂乎。

一般人的觀念總認為「吃好」的「好」，就是指「蛋白質」，但是這樣的高蛋白飲食別說是胎兒吃不消，就連大人自己的消化系統都不堪負荷，接著又透過臍帶，將難以代謝的蛋白質送到胎兒體內。胎兒的

腸胃功能自然無力分解這樣的蛋白質，無法代謝的蛋白質就成為體內毒素，日積月累的結果，在孩子出生後很快發作皮膚病和口臭，成了先天性臟腑功能不足的體質。

☆ 毒素累積因素

媽媽過去曾大量或長期使用化學藥物干擾了孩子的生理功能，造成孩子一出生就體質不良，或是餵奶的媽媽吃了很多「發物」，孩子也跟著發作皮膚病；孩子的玩具含有誘發過敏的化學毒物，還是搬新家而接觸到有毒的油漆、木料裝潢等等。醫生問診越詳細，越容易找出生活周遭的刺激誘因。

☆ 免疫發展失調因素

身體起過敏反應，就是「免疫不耐受」的表現。孩子出生後的第一年，身體必須發展免疫耐受性，讓孩子接觸大自然，接受免疫挑戰，能夠協助他們發展出足夠的免疫耐受性。相反的，讓一個缺乏免疫訓練的孩子打疫苗，等於剝奪他接受免疫挑戰的機會，容易導致免疫耐受性發展失調。現在的孩子一出生就要接受各種疫苗注射，算一算到六歲上小學前，已經注射不下二十多種疫苗。但是疫苗對一歲前嬰幼兒的免疫系統而言，刺激實在太大。

孩子罹患異位性皮膚炎，說明他在生命出發的第一年，發展免疫耐受性的過程中轉化失敗。這是一種身體的免疫學習失調，而並非不可逆的基因缺陷。事實上，這樣的免疫學習失調發生在很多嬰兒的身上，

可是無法轉化為正常免疫功能的孩子，並非人人日後都罹患異位性皮膚炎，所以異位性皮膚炎絕對是可以治好的，而不是一般以為的「不治之症」。

臨床上常見幼兒在八、九個月長牙的時候，發作異位性皮膚炎，這和新陳代謝系統的積弱有關。有的則是大人太早給孩子吃肉，結果很快就發作異位性皮膚炎。我提醒家長不要給孩子吃肉時，大人通常都會緊接著問：「那吃魚可以嗎？」問得我啼笑皆非。魚和肉同屬於動物性蛋白，當然都一樣忌口，而這也充分反映出家長普遍擔心孩子蛋白質攝取不足的過度焦慮。

此外，因為感染而重複使用退燒藥、消炎藥，令孩子全身的保護屏障，例如皮膚、呼吸道和腸道的黏膜受損，保護機能崩潰，身體也會發生過敏反應。

★ 家庭衝突因素

不過，種種誘發異位性皮膚炎的因素，都不及家庭衝突對孩子造成的壓力來得棘手，這也是所有因素當中最難治療的一種。

對三歲以後第一次發作異位性皮膚炎的幼兒，醫病都應該關心親子依附關係的品質，當中尤其以母親的焦慮為最主要原因。母親的焦慮，容易讓三歲左右準備上幼兒園的孩子發生異位性皮膚炎。

焦慮的母親其實很清楚自己是「庸人自擾」，但偏偏就是「放不下」。她們的焦慮會感染孩子，孩子於是把來自大人的焦慮轉化為抓癢的行為，結果被主流醫學過度解讀為「異位性皮膚炎」。原本只是一時

的情緒障礙，被醫生疾病化以後，開始使用類固醇治療，很可能從此陷入藥物反彈的惡性循環。

那麼，焦慮的媽媽會有哪些行為表現呢？我在幼兒園觀察發現，這樣的媽媽早上送孩子進學校以後，甚至站在門口掉眼淚，或是在圍牆外偷偷看著孩子的一舉一動，遲遲捨不得離去。請注意，人家小朋友可是歡歡喜喜地上學，難捨難分的是大人自己，而不是孩子，由此可見得親子依附共生的品質大有問題。

一位十歲的異位性皮膚炎小男生，總覺得自己身高不如人，我要他多運動才會長高，他撇撇嘴說功課太多，抽不出時間運動。「那騎腳踏車在自己家附近繞幾圈也行呀！」小男生對我的建議嗤之以鼻，好像我在對他講天方夜譚：「我媽連我走到巷口轉角的 7-11 都不准，怎麼可能讓我騎腳踏車出門溜達。」這顯然又是親子依附關係出了問題。媽媽把孩子看太緊，不能放手也不願放手。

罹患異位性皮膚炎的孩子如果在六到九歲期間病情明顯惡化，就表示其依附對象（通常是媽媽）的過度焦慮，已經造成親子之間的依附品質出現嚴重問題。但是因為孩子這時正好剛剛就學，所以容易讓大人誤以為是學校生活適應不良，或是功課壓力太大所引起，而忽視了背後真正的原因。

發展為異位性皮膚炎的生理傾向

容易發展成為異位性皮膚炎的人，生理上具有某些特定的傾向，這些傾向其實已經透露出疾病的本質，值得我們留意。

☆ 皮膚乾燥

前面已經說明，罹患異位性皮膚炎的人，早在嬰幼兒時期，身上的脂肪含量就不足，或是有脂肪功能異常等問題。而在使用類固醇藥物以後，皮膚的乾燥現象尤其嚴重。

☆ 出汗較少

他們平常不太出汗，但是在運動或大量勞動以後出汗，皮膚就開始發癢。每次洗澡後，皮膚會較緊繃。

☆ 神經的極端反應——癢癢癢

功能正常的皮膚，神經和血液之間有十分微妙而嚴謹的協調關係。我們隨手在皮膚上抓一下，可以感覺抓過的部位微微發熱，這是皮膚受到刺激以後，血流供應增加。可是異位性皮膚炎的人不會產生這樣的反應，他們只會覺得癢，這說明皮膚非常敏感。一般人輕摸自己的皮膚會感到舒服，神經性皮膚炎的人卻癢到受不了，更遑論他人的碰觸，就連衣物在身上的輕度摩擦，也讓他們瘙癢煩躁，所以很多異位性皮膚炎的

年輕人在家只好脫光衣服，讓身子晾在冷氣房中。

他們的皮膚神經與血管之間缺乏正常的協調關係，而且皮膚神經長期處在緊張亢奮狀態，過度敏感到了「神經質」的地步，由此可以知道神經性異位性皮膚炎並非皮膚問題，而是神經的問題。

主流醫學過去使用抗組織胺治療異位性皮膚炎，可是無論外用或內服都沒有顯著止癢效果，因為它本來就不是單純的發炎性疾病，而是神經過度敏感。患者搔抓不停的結果雖然引發皮膚炎，不過這是後續的併發症，而非真正病因。

後來，主流醫學自己也發現用抗組織胺的治療文不對題，於是改變治療方向，認為異位性皮膚炎是過度敏感的免疫反應，而使用免疫抑制劑，然而治療依舊沒有起色。現在，主流醫學界終於發現異位性皮膚炎是一種神經過度敏感的疾病，因此除了保留原有的外擦類固醇治療以外，又加上內服精神科藥物，想要藉由精神科藥物來抑制過度亢奮的神經，鈍化神經反應，就可以停止發癢。可是塗抹類固醇勢必造成皮膚乾燥萎縮，因此到頭來還是難以控制病情。

⭐ 皮膚的白色畫痕

皮膚的白色畫痕是異位性皮膚炎最顯著，也最耐人尋味的表現特徵。一般人用指甲在自己胃部的皮膚上輕輕畫過，會看到畫過之處出現紅色的畫痕，可是異位性皮膚炎的人卻是白色的，因此被稱為「白色畫痕症」。為什麼會出現這樣的差別呢？

這說明異位性皮膚炎的人處在神經過度緊張狀態，所以神經外鞘

稍微受到刺激就出現過激反應，其反應之激烈甚至造成周邊的肌纖維收縮；肌纖維一收縮，微血管也跟著收縮。他們的神經反應取得壓倒性的強勢，取代了正常狀況下該有的局部血管擴張作用，所以身上就出現白色畫痕，而不是正常的紅色畫痕。（參見第 215、216 頁附錄之白色畫痕症照片）

☆ 手腳比較冷

正因為異位性皮膚炎患者的神經和血流之間失去應有的協調，所以他們的手腳都偏冷。從中醫學的觀點來說，手冷腳冷的人體內都偏寒。

☆ 免疫失衡——血液中 IgE 濃度高

異位性皮膚炎患者血液中的免疫球蛋白 IgE，濃度特別高。不過，他們的免疫球蛋白不平衡現象不僅限於血液，這些 IgE 還會跑到表皮，附著在防禦細胞上形成過度防衛，一遇到塵蟎等過敏原就發作過敏。

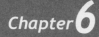

各時期的異位性皮膚炎表現特徵

⭐ 嬰兒期的發作來勢洶洶

皮膚是人體外在的保護膜，可是罹患異位性皮膚炎以後，這一身最精良的保護膜竟變成「惡魔的外套」，令人痛苦不堪。一歲前的嬰兒發作異位性皮膚炎，往往從頭面部膨潤突出的部位開始，例如前額、臉頰，然後是手肘外側、膝蓋前側。

嬰兒期發病通常來勢洶洶，又是糜爛及滲液的滲出型，患部化膿反覆感染，總是嚇壞家長。但其實急性發作看似可怕，卻是比較容易治療的症型。會在嬰兒期就發病，可見得孩子先天的腸胃功能並不好；之所以發作在皮膚上，是表皮的脂肪屏障不成熟，不足以擔負起皮膚應有的防護功能，來保持內在的溫度和水分。其真皮層血管內過多的 IgE，還會浮出到皮膚表面，引起表皮的過敏反應，造成內外層皮膚的雙重過敏。

⭐ 進入幼兒期，外在感官刺激開始向內攻擊神經系統

進入一歲以後的幼兒期，皮疹會從身體的凸面轉移到凹面，像是眼窩、頸窩，特別是在皺摺處和手腳的四彎關節處，然後是胸腔上三分之一靠近肩膀處，手腕也是常見發病部位。這時候，病症已經從急性轉為亞急性，皮膚開始出現很多角質化的乾燥鱗屑，並且布滿搔抓痕跡，呈

現「硬化」的傾向，這些表現在嬰兒期並不明顯。

病情會從急性拖延成亞急性，說明病人的胃腸功能一直未能強壯，脂肪始終不足，所以表皮細胞間隙的脂肪修復差，不能建構起正常的表皮屏障功能。疾病雖然外顯於皮膚，根本的病因卻是在胃腸功能；而本來長在凸面的病灶轉進到凹面，表示孩子所接收的外在感官訊息開始向內攻擊神經系統，這時候的疾病表現已經不同於單純胃腸功能不良所發生的症狀。從中醫學的觀點而言，就是由最初的「脾虛夾濕」，進一步惡化發展為「血躁生風」。

☆ 學齡期與成年後的異位性皮膚炎表現特徵

學齡期與成年後的異位性皮膚炎，是在幼兒期的基礎上繼續發展下去的惡性循環，也就是從塗抹類固醇到服用類固醇，傷口感染時使用抗生素，然後在不斷抓癢而失眠的過程中加重病情，於是使用更大劑量或更強效的類固醇藥物；病灶也因為類固醇藥物降低免疫力而反覆感染，只好再使用抗生素⋯⋯如此這般，病人跑醫院像跑自家廚房一樣，千辛萬苦的過日子。

Chapter

7

異位性皮膚炎的治療

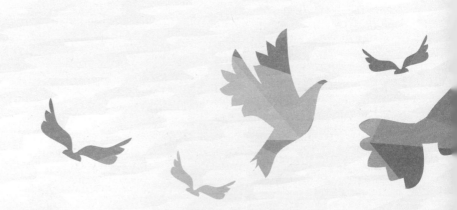

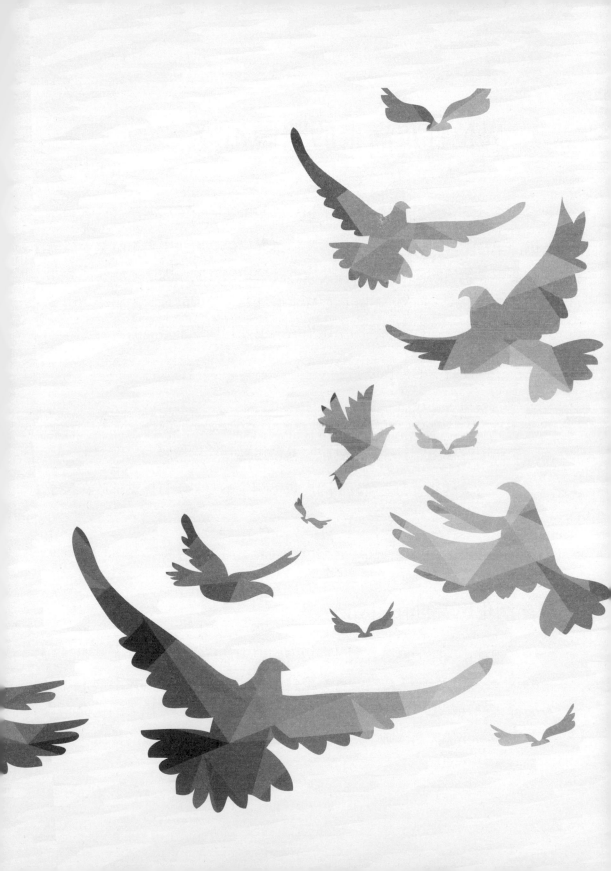

異位性皮膚炎的整體治療

　　異位性皮膚炎的病患和家人都把目光聚焦在抓破的傷口，一心想要傷口早日癒合，看到光滑的皮膚。但是傷口癒合再快，也不敵整天抓癢製造更多傷口的速度，所以優先處理誘發皮膚癢的原因，才能夠從源頭阻斷惡性循環。而發癢問題則要從平衡情緒、管理飲食、內服和外用藥物多管齊下，進行全面性的整體治療，主要包括以下幾方面：

- ‧活化患者的消化機能。

- ‧為患者建構脂肪。

- ‧改善虛寒體質，發展身體的溫熱組織和免疫功能。

- ‧大人的注意力要從孩子的皮膚移開，不要將所有焦點都放在孩子身上。

- ‧改變會加重病情的生活和學習型態。

★ 活化患者的消化機能

　　根據中醫學的四診八綱，對皮膚病患者進行辨證論治，尤其要注意的是，不要因為病人皮膚發紅發炎就大量使用清熱解毒消炎藥物，必定要從「健脾利濕、溫中散寒」八個字著手。如果在提升病人消化機能的基礎上，又加入「木賊」這一味中藥，更能收到鞏固療效的作用。

內服藥物和飲食內容

「木賊」是地球上最早從海洋移居到陸地的古老植物之一，它從水世界登陸以後的首要生存手段，就是保護自己身上的水分不散失，猶如胎兒在出生前，就必須把身體的皮下脂肪建構完整，才能夠在離開母親子宮的羊水後，依舊安然度日。木賊內含 60 ～ 70% 的矽酸，和 16 ～ 20% 的灰質，而其灰質飽含硫化物。矽和硫這兩種元素，對異位性皮膚炎具有重大的意義。人體含矽元素最多的部位，就是皮膚、指甲、毛髮等的周邊組織，內臟組織則少見矽的存在，而異位性皮膚炎正是人體周邊組織受損的疾病。矽酸作用於人體的神經末梢與皮膚，能發揮消炎及修復作用。

矽酸是存在自然界的礦物，自然界形成礦物的速度非常緩慢，需要長時間累積，然而木賊本身形成矽酸的速度卻非常快，將其應用於人體皮膚組織的修復也有速效，能對抗表皮的硬化現象 (過度角質化)。

硫也是礦物，不過它的性質和自然界的其他礦物卻很不一樣。硫遇熱燃燒以後會發出強烈氣味，產生大量的熱，對人體而言，它可以賦予新陳代謝系統很多的溫暖。中藥也有很多藥物可以帶給人體溫暖，不同的是，硫對於蛋白質的代謝作用特別強。而異位性皮膚炎患者對蛋白質不耐受，木賊所含的硫正可以協助新陳代謝系統對蛋白質的代謝。

食物當中含硫較多的是洋蔥，大家都很熟悉的一道家常菜「洋蔥炒蛋」，其實大有玄機。蛋是性質陰寒的食材，加入含大量硫化物的洋蔥以後，可以幫助身體更容易消化代謝蛋白質。

含大量矽酸的食物則有小米和大麥。大麥在台灣少見，小米倒是很普遍。經常給異位性皮膚炎的孩子吃小米粥，或煮飯時加入一些小米，可以幫助孩子的皮膚組織修復。

外用藥物

治療異位性皮膚炎不能只是內服藥物，還必須同時使用外用藥。由於患者的皮膚經過反覆搔抓以後經常傷痕累累，容易感染，所以外用藥猶如患者的第二層皮膚，絕對不可輕忽而不用。

目前研發的藥物當中，特別添加了石英（白石英）成分。石英本來就是中醫學的用藥，它含有大量矽酸，不過其矽酸結晶和木賊不同。木賊的矽酸結晶是卵圓形，石英則是六角形。六角形是一種特殊結晶結構，和人體皮膚角質細胞的形狀正好相同，所以親膚性極佳。而且矽石吸水性強，一克的矽石能吸收一百克水，塗抹在皮膚上可保持皮膚潤澤，並且使皮膚的水分保有結構。

外用藥主要是透過神經系統發揮作用，其中如果含有礦物成分，就可以讓藥性保留在表皮的神經系統，大大減緩患者神經性發癢的痛苦。

給予病人和家屬心理支持及幫助

　　醫生要用心去瞭解病患與其家屬的互動關係，著眼的重點主要在於兩個層面，一是輔導親子之間的關係，一是衛教病患學會自己應該自理的事項。

☆ 建立親子之間的良好關係

　　父母應該給予孩子足夠的支持與關注，而且給得恰到好處，不能過多或過少。照顧異位性皮膚炎的孩子總是叫父母筋疲力竭，擔憂和恐懼已經讓他們自亂陣腳，無暇去理解支持孩子的治療過程其實必須講究品質，並協助孩子發展獨立性。

大人堅定扮演掌舵者的角色

　　八個月大的 W 小弟弟已經使用類固醇治療異位性皮膚炎，我對 W 媽媽說明，停用類固醇勢必會發生藥物反彈，她要先做好心理準備。沒想到治療才進入第三個星期，W 媽媽已經淚眼汪汪的說她快要崩潰，很想放棄治療。因為每天晚上看到幼小的孩子痛苦抓癢，她在一旁不知如何是好，只能陪著掉眼淚，真的好心疼。

　　我於是對這位「不知為何而努力」的媽媽說了一個小小的比喻：

　　一艘郵輪航行在大海上，忽然遭遇暴風，原本應該發號施令的船長卻驚慌失措，頻頻問乘客「我們該怎麼辦」、「我們會不會死」，乘客

能不緊張害怕嗎？身為船長的職責是穩住自己的舵，並且用堅定的態度和鎮定的語氣安慰乘客：「一切都在掌握之中，我們必定可以撐過這場暴風雨。」給予全船的人心理支持才對。病兒的父母就像掌舵的船長，他們的焦慮無助必定會帶給孩子不安，和沒有痊癒希望的無助感。對孩子來說，父母就是他的天，父母不知所措而頻頻掉淚，豈不是形同天塌下來？

經過比喻的開導以後，這位媽媽終於收起眼淚，勇敢承擔自己的角色職責。俗話說「為母則強」，可是這位年輕媽媽從小到大一直很好命，父母對她呵護備至，缺乏困苦的歷練，即使當了媽媽以後還是很嬌弱。她這個異位性皮膚炎的孩子，或許就是來引領她成長的貴人也未可知。站在醫生的立場，我則是竭盡所能給予她支持，好讓她早日完成小時候就應該轉化的成長。

嚴忌「一人患病，全家受難」

異位性皮膚炎的孩子很容易成為全家的風暴中心。他們情緒一上來就抓癢，全家人都以他們為生活中心團團轉，而變得毫無章法可言。我總是叮嚀病童的父母必須保持既有的生活節奏，不要讓全家人都成為疾病的受難者。

切莫對孩子的行為做出立即的本能反應

我一再和病童父母約法三章——不可本能的、立即的對孩子的每一個行為做出反應。比方說，孩子一開始抓癢，媽媽立刻進行「肢體干預」，把孩子的手拉開；也不可出言阻止或批評，一看到孩子抓癢就斥

責「別再抓了」、「再抓我就揍你喔」。因為異位性皮膚炎的孩子本來就神經過度敏感，家長頻頻出手或出嘴干預孩子的行為，形同是將自己焦慮的情緒加諸在孩子身上，讓他感受到這是件很嚴重的事，無意間又加重他的情緒敏感。所以家長一定要有意識地忍住，切莫對孩子的行為做出立即的本能反應。

更好的對待方式，是看到孩子抓癢就知道他正處在緊張焦慮的狀態，大人主動將孩子抱過來，用自己的手輕撫孩子的皮膚，以此來代替孩子的搔抓無度，並且讓孩子感受到大人的理解與支持。

對孩子的關注要適度

大人不需要對孩子有求必應，但重點式的關注必定不可少，並且要知道哪些事情應該特別關心，例如，孩子是否正確且適時的擦藥。有的家長只是對孩子丟下一句：「自己記得擦藥喔！」就算是把責任「和平轉移」給小孩。可是年紀小的孩子哪裡曉得「時間到了就該擦藥」，最後一定是不了了之。

另外，孩子的睡眠品質也要關心。如果孩子難入睡，就要在睡前多陪伴他。很多異位性皮膚炎的孩子喜歡睡在媽媽身邊，但除非是急性發作期間，否則不應該養成孩子賴著父母的習慣。

☆ 關照其他孩子的情緒

C小弟弟今年國小三年級，因為罹患異位性皮膚炎而受到大人特別關注，每晚總是睡在媽媽身邊。妹妹也想要媽媽陪，媽媽總是對她說：

「哥哥的病需要媽媽照顧。」妹妹潛意識裡認為自己如果也生病，就能和媽媽一起睡，所以原本皮膚健康漂亮的她竟也開始抓癢，抓到全身發紅。這下子，媽媽每晚睡前要安撫兩個孩子，而且兩個孩子還不能同睡一間房，否則會吵鬧不休。媽媽為此忙到分身乏術，全家大亂。

父母不該把全副心思都放在病兒身上，造成其他孩子感覺被忽略，否則事態還可能擴大，而變得難以收拾。

治療異位性皮膚炎的飲食起居

⭐ 慎選食物及營養補充品

家有異位性皮膚炎的孩子，家長總是在努力尋找孩子吃了不會過敏的食物，又怕老是吃同樣的食物會吃膩，所以絞盡腦汁變換食材種類。還有的唯恐孩子營養不足，喜歡為孩子補充蛋白質，尤其是阿公阿嬤疼金孫，喜歡偷偷餵食「營養豐富」的肉類，這其實都是對異位性皮膚炎的了解不足。

治療異位性皮膚炎的初期，應排除身體的過敏源，患者只能食用有機的白米飯和蔬菜水果。食材選擇的主要原則，是避免性質寒涼的食物，因為異位性皮膚炎患者無論是神經過敏型體質，還是新陳代謝型體質，消化功能都很弱，如果繼續食用寒涼食物，會更加削弱消化系統的力量，導致皮膚出現更多滲出液。可以在白米飯裡面加入小米，藉由小米富含的矽酸，修復受損的皮膚組織。

至於大人關心的蛋白質補充問題，由於患者傷口的滲出液和脫落的皮屑都是蛋白質，因此他們體內的蛋白質確實在流失當中，所以是有必要適度補充蛋白質。有的人以為補充植物性的大豆蛋白比較好，然而大豆本身就是導致過敏的食物，同時又容易引發脹氣，所以並非理想的蛋白質來源。

當孩子消化功能好轉，想要在飲食中增加一些蛋白質的時候，我會

建議家長購買有機鮮奶，自己製作優格。經過乳酸菌分解的蛋白質很容易被消化吸收，大部分對奶類過敏的孩子也可以接受自製優格，而沒有任何過敏反應。

又因為初期的飲食限制，不能吃肉類和任何排骨湯，所以家長也擔心孩子缺鈣。我建議用杏仁粉加糙米粉調配成植物奶，因為杏仁富含鈣質，是很好的補充飲品。再大一點的孩子還可以吃大麥。

異位性皮膚炎的病灶被抓破皮以後會有滲出液，因此也有鋅元素流失的疑慮，而小麥胚芽就含有豐富的鋅元素。

親自哺餵母乳的媽媽則要留意自己的飲食內容，避免吃到引發孩子過敏的食物和屬性寒涼的食物。異位性皮膚炎寶寶的胃腸是很敏感的，有的媽媽吃過冰品以後再餵寶寶母奶，孩子就拉肚子。

至於服用過抗生素的孩子，補充益生菌是絕對有必要的。有的孩子消化力很弱，如能適度給予酵素補充，對消化功能會有很大的助益。

⭐ 攝取蛋白質的注意事項

素食的人習慣多吃黃豆和黃豆製品來補充蛋白質，但是對異位性皮膚炎的病人來說，黃豆其實並非理想的蛋白質來源。因為黃豆和其製品容易造成胃腸脹氣，對原本消化機能弱的病人無疑雪上加霜。由異位性皮膚炎患者所做的過敏原檢測結果可知，對優格過敏的人遠少於對黃豆過敏的人，所以自製優格才是安全的蛋白質來源。又從植物的特質來看黃豆，一般植物多是綠色，行光合作用產生澱粉，而非蛋白質。但是黃豆卻含有九成以上蛋白質，形同是「肉類」植物。

而且豆科植物本身有小毒，所以黃豆必須充分煮透才可食用。

異位性皮膚炎患食用的優格必須自己製作，不能直接購買市面上的現成品。就連製作優格使用的牛奶，也不能在一般超市隨意買，最好是找一家信用良好的牧場，購買品質可靠、沒有不良添加物的鮮奶。

慎選材料以後，製作優格就很簡單了。只要準備一小台市售的優格機，晚上睡覺前，將乳酸菌種和鮮奶混合放入機器，第二天早上就能享用微溫的優格。優格已經被乳酸菌分解過一回，對肝臟造成的負擔最小，所以不僅適合異位性皮膚炎的患者，對素食或葷食者而言，它都是最理想的蛋白質來源。

我要求皮膚病的成人患者，在治療的初期要吃淨化排毒餐（三餐米飯，搭配蔬菜和水果，不食用動物性蛋白、菇蕈類、黃豆類及牛奶）。而患者在剛開始恢復一般飲食之初，不要立即吃肉，應該先以優格補充蛋白質。牛奶中已經含有脂肪，並不擔心缺乏脂肪來源。

★ 控制冷氣空調

異位性皮膚炎的孩子因為皮表發炎發紅，甚至有皮膚發熱的感覺，只要天氣熱或流汗，就會癢得難受，因此他們特別喜歡吹冷氣。吹冷氣就不會熱，不會熱就不出汗。然而大家有所不知，吹冷氣雖然少了熱的刺激，卻多了冷的刺激，低溫會造成表皮血管收縮，降低血管帶來的溫熱效應，導致原本已經過度亢奮的表皮神經更敏感。所以很多異位性皮膚炎的孩子吹冷氣睡覺，睡到半夜因為空氣過度乾燥，被劇烈的皮膚瘙癢打斷睡眠。

　　炎炎夏日可以在睡前吹冷氣，讓涼爽舒適的溫度幫助入眠。但是睡到半夜兩點，正是人體中心溫度最低的時候，而大氣的溫度也在這時降下來，就應該關掉冷氣，打開窗戶或是轉動電風扇，讓空氣流通，才能夠避免皮膚過度乾燥。

　　還有人說，只要整夜吹冷氣睡覺，隔天醒來皮膚就癢到快炸開。這是因為整夜吹冷氣的低溫，造成表皮血管無法輸送溫熱，皮表太冷誘發神經過度反應。這時先別急著搔抓全身，只要趕快進浴室沖溫熱水，讓表皮血液循環活躍起來，就可以緩解過冷造成的皮膚瘙癢。

　　異位性皮膚炎的孩子夜晚吹冷氣睡覺時，一定要穿著保暖的衣物，特別要記得穿襪子。因為四肢末梢容易在我們入睡時變冷，而腳底發冷會導致睡眠品質變差。進入熟睡是人體神經能夠充分放鬆的表現，而睡眠品質提升是異位性皮膚炎的治療可否奏效的指標，因此照顧好睡眠品質對病患格外重要。

☆ 講究穿著的要訣

　　異位性皮膚炎患者的皮膚呈現極度敏感狀態，所以選擇衣著布料必須很講究。台灣氣候溫暖，少有極寒的時候，但是終年濕度大，皮表已經發炎的病患如果穿著不當材質，將汗水悶在皮膚，無法排除溼氣，病人會感到黏膩煩躁。

　　而且異位性皮膚炎患者的皮表往往傷痕累累，失去皮膚的保護層形同對外開放，因此衣物就如同患者的第二層皮膚，更應該謹慎選擇。

　　蠶絲的透氣排濕功能俱佳，可說是皮膚病患者十分理想的衣物材

質。蠶絲的絲纖維蛋白可以吸收 30% 的水氣，不會形成悶濕感，又能夠降低皮表內外溫差造成的不適。而其天然、具有生命的材質特性，對鎮靜、安撫異位性皮膚炎患者的神經感官系統特別具有良效，因此我建議他們穿著貼身的蠶絲內衣褲。

既然是貼身內衣褲，大小必須要能貼合皮膚，若是太寬鬆，在皮表晃呀晃的，會對皮膚造成刺激的癢感。

幼兒睡覺時，則應穿著所謂的「連身兔裝」，也就是袖口連著手套、褲腳連著襪子、衣服釦子開在背後的連身裝。因為較小的孩子在睡夢中往往無法控制抓癢的力道，而把已經修復的傷口又抓破，穿上這樣的連身裝，幼兒無法自行解開或翻開衣褲直接搔抓皮膚，即使透過手套搔抓癢處，也不至於造成太嚴重的皮表損傷。

大一點的孩子如果買不到連身兔裝，家長可以自行加工製作幾套，把衣袖和棉質手套、褲腳和襪子縫在一起。孩子穿這樣的睡衣吹冷氣睡覺，不必擔心半夜踢被子露肚皮，或是睡夢中過度搔抓損傷皮膚。

☆ 謹守規律的生活作息

對異位性皮膚炎的孩子來說，最重要的莫過於每天遵循規律的生活步調和作息，尤其年紀越小的孩子越是必須遵守這一基本要求。規律的生活作息可以帶給孩子平靜和安全感，孩子內心平靜，就會大大減少煩躁搔抓。

許多家長喜歡趁著假日帶孩子出外旅行，或不時在生活中為孩子製造種種驚喜。但是大人的驚喜，常常造成孩子的驚嚇，特別是帶幼小

的孩子出入陌生的場所或是離家遠行，「驚嚇指數」又更高了。幼兒的理想休閒方式，是每個星期固定去鄰近住家的公園或是小山走走，如果都去同一個地點會更好。對大人來說，老是去相同的地方或許很無趣，但幼兒可不這麼覺得。每個星期去同樣的公園親近大自然，也就是在固定的時間去熟悉的地方，首先可以讓幼兒感到安心。而長時間密集的拜訪同一個自然環境，能讓他們從過程中體驗大自然的時節變化，身心在天地的懷抱中獲得豐富滋養。再者，親近大自然可以讓孩子心情平靜放鬆，有益於免疫系統的調節與發展。

大人也要盡量避免帶孩子逛百貨公司、大賣場、超市、電影院等，空氣中可能飄散許多塵蟎的環境。過敏的孩子甚至只是坐一趟公車或是火車，皮膚病就會發作。諸如此類的細節，很多是大人無法想像的，所以治療期間應該盡量避免可能對孩子身心和皮膚造成刺激的因素，可有助於穩定病情，早日康復。

有位小學生因為罹患異位性皮膚炎，晚上老是睡不好，白天又得上學，身心備受折磨。媽媽心疼他日子過得辛苦，特地利用暑假，計畫了為期一個多月的環島旅行，就是希望孩子能夠開心。孩子心情好，想必皮膚炎病情也會有進步。這對母子一路上玩得很嗨，孩子果然心情大好。可是出門在外，三餐飲食不好控制，難免吃到過敏原，而行程有時過於緊湊，好玩的活動又可能對孩子的神經系統太過刺激，結果一個多月玩下來，皮膚炎病情非但沒有預期中的好轉，反而加重許多。所以家長一定要了解醫生的殷殷叮嚀都有其嚴謹的醫學根據，父母不能光憑自己的想像自由發揮。

此外，對異位性皮膚炎的孩子一定要嚴禁使用 3C 產品，因為這類產品的聲光對孩子的神經系統刺激太大，會直接反應在劇烈抓搔皮膚而加重病情。

☆ 改善焦慮的親子關係

很多父母都不明白，造成異位性皮膚炎頑固難治的最大病因，就是「緊張的親子關係」。家長總是放錯焦點，一心尋找孩子的過敏原、努力去除環境中的塵蟎。這些當然也是致病的原因之一，但防治物質環境裡的塵蟎容易，調整飲食內容也不會太困難，唯獨改變親子的對待關係談何容易。大人自身的成長模式與情緒常會加諸在孩子身上，本人很難自我克制，甚至根本不自覺。

我見過一名三歲神經性異位性皮膚炎的小患者，他的神經反應極強，是非常聰明早熟的孩子，小小年紀就很擅於表達，每次來看診，都會講到與媽媽不愉快的互動經驗。這孩子最初來看病的時候，症狀其實還屬輕微，但是媽媽卻顯得很焦慮。母子定期來看診之後，媽媽要孩子早日痊癒的預期心理更加強烈，使得她在陪伴孩子的治療期間情緒更為焦躁。有一次，我在診間和她談到應該如何減少對孩子的神經刺激，三歲的孩子在一旁補充說明：「媽媽每次罵我，我的皮膚就好癢好癢。」

孩子的媽媽霎時臉都綠了，連忙反駁說：「我什麼時候罵你了！我從不罵你的。」這位媽媽或許真的無心責備孩子，然而幼童的感官是完全對外開放的，特別是過敏的孩子內心更是敏感，因此大人不恰當的言詞、不尋常的語氣，甚至一個眼神或動作，都會造成他們莫名的恐懼。

而求好心切的父母常會不自覺的在言語間流露出自己的焦慮情緒，對孩子疾言厲色，幼童對這些刺激都會照單全收，而反應在身心的症狀加劇。

我看過這麼多異位性皮膚炎的病人以後，深刻領悟到家有異位性皮膚炎的孩子，其實是在引領大人用不同的角度、新的視野看待世界，學習以成熟的方式處理人際關係，特別是親子關係。

不但如此，家中的長輩也要與年輕世代遵循相同的治療方針，同心合力協助病童。孩子生病，大人都很不捨，阿公阿嬤更是心疼，可是他們年紀大了，對異位性皮膚炎這樣的時代疾病普遍缺乏新的認識與理解，仍然以舊有的觀念疼愛孫輩，結果與醫生的治療方向背道而馳，反而壞事。例如，父母知道以類固醇治療異位性皮膚炎會招致強烈的藥物反彈反應，因此不給孩子使用，可是阿公阿嬤看孩子抓癢抓得難受，於是偷偷幫孩子塗抹類固醇。又比如說，父母知道異位性皮膚炎治療接近痊癒階段時，孩子會發高燒，他們已經有心理準備，因此不給退燒藥，堅持採用自然療法支持孩子度過發燒期。可是長輩心疼金孫發燒好痛苦，於是白天趁兒子媳婦上班不在家的時候，私下給孫子服用退燒藥。過敏的孩子有很多必須忌口的食物，偏偏又是他們垂涎的美味，阿公阿嬤看孫子那麼嘴饞又不准吃，不捨的心情油然而生。他們不明白過敏是多麼難以預期的反應，單純認為「只吃一點不會有關係」，而偷偷給孩子「吃好料」的結果，造成孩子過敏大爆發。像這樣，家裡的大人做法猶如多頭馬車，擾亂治療，常常容易誤事。

此外，大人也要改變自己總是憐憫孩子、認為他們很可憐的心態。

因為大人的情緒會感染孩子，讓他們變得自憐自艾，感覺自己的病似乎永遠好不起來。相反的，大人的態度積極正向，傳達給孩子的訊息是：「我知道你生這個病很辛苦，但是大家都在盡力幫你，所以你一定可以克服困難，讓身體好起來。」孩子接收到希望和力量的鼓舞，就連免疫系統都會朝向建全的調節機能日漸進步。

☆ 必要時就休學

很多異位性皮膚炎病情嚴重的學齡期孩子，晚上皮膚癢到難以入睡，又一再被劇烈的瘙癢感癢醒而中斷睡眠，往往要到天亮以後才能進入熟睡，所以他們普遍嚴重的睡眠不足，白天在學校精神不濟。有的學校導師很體諒生病的孩子，特別通融他們睡飽了再上學，遲到也不追究。可是學生的職責畢竟離不開讀書、考試、寫功課，這些都是非常耗用腦力的作業。

從事思考活動時，腦神經必須專注工作，也是對神經系統的強大刺激。這些孩子晚上睡不好，白天又要應付讀書考試，日子總是在辛苦掙扎中慘澹度過。我有時會建議這樣的學齡兒童或青少年，暫時休學一學期或一學年，等到皮膚病痊癒了再回學校。但是異位性皮膚炎的患者，特別是神經性異位性皮膚炎的孩子，對學習有著完全無法放手的固著。

一位來自台北的國中女學生，異位性皮膚炎惡化到一接觸衣物就痛癢不堪，而完全無法穿衣的地步，自然也根本不能上學，即使在家仍得光著身子吹冷氣，才會感到比較舒適。都已經到了這個程度，她依然堅

持不休學，靠著學校老師送來的學習講義，在家奮發自學，硬是要和其他同學一樣參加考試、如期畢業。

在身體如此屢弱的情況下，病患還是不願積極接受治療，而將全副精力都用在學習，雖然好學的精神可嘉，卻流於本末倒置。正所謂「留得青山在，不怕沒柴燒」，拖著病體，做任何事都要加倍耗費精力，過程痛苦不堪，這是何苦來哉呢？短暫的休學數個月，把身體養好，可以健健康康的上學，享受這個年紀該有的校園青春和愉快學習，那該有多好。孩子來日方長，從長遠的人生來看，晚個半年、一年畢業是值得的。可是病人或家長完全放不下，總以為撐著撐著也就畢業了。

另一位國小六年級的女學童，學期間來給我看病。她的皮膚炎時好時壞，遇到大考期間病情就會加重。學校放暑假以後，沒有課業壓力，她的皮膚炎病情開始明顯進步。這孩子很喜歡音樂，有鑑於她的性格特質與皮膚炎病情，我建議她不妨選擇進入實驗中學等非傳統升學主義的教育體系就讀。可是孩子的媽媽認為，音樂或藝術工作者注定過著有一餐沒一餐的窮困生活，讓孩子學音樂對未來生活沒有保障，她堅持「萬般皆下品，唯有讀書高」的舊觀念，執意要孩子進入主流的國中就讀。升學主義的課業壓力，從一入學就緊迫盯人，這孩子白天要上學，晚上還得輪番補習英數理化四個學科。用腦過度的神經刺激，晚上睡覺時就以抓癢來釋放壓力，開學才短短一個月，好不容易在暑假期間好了九成的皮膚，又被她搔抓得一塌糊塗。

如果治療需要，適度讓孩子休學，在學習上稍緩個半年、一年，加上各方面都配合得當的話，異位性皮膚炎是可以得到有效醫治的。家長

切莫急於一時，反而把孩子的痛苦期延長了。

⭐ 運動後的清潔護理

異位性皮膚炎的好發族群以嬰幼兒、學齡兒童、青少年為最多，這些年齡層的孩子普遍好動，即使罹患皮膚炎也不例外。要注意的是，患者在遊戲玩耍或是運動後出汗，要立刻讓他們洗溫水澡，將身上的汗水沖洗乾淨。因為這些汗水裡面有許多體內排出的毒素，會刺激皮膚發癢發炎。

罹患異位性皮膚炎的大學生 A 同學，利用暑假期間天天運動鍛鍊身體。這原本是相當良好的習慣，然而他運動了一個月後，皮膚炎反而更嚴重了。原來，他每天下午運動到滿身大汗，卻懶得立刻沖澡，心想反正晚上還得洗澡，「零存整付」比較省事。可是汗水黏在皮膚上造成刺激，讓他不由得搔抓，把皮膚病抓得更惡化了。

異位性皮膚炎患者直到體質完全改善之前，神經都是很敏感的，因此對皮膚的照顧也要比一般人更謹慎和講究。

容易出汗的大熱天，對異位性皮膚炎的病人也是一大考驗。孩子容易在脖子、腋下、腹股溝和膝蓋後方的膕窩等部位出汗，出門在外或是在學校上課，不方便沖澡時，家長務必要事先幫孩子準備毛巾，教孩子用濕毛巾把這些部位的汗水擦乾淨。只用乾毛巾是無法將汗水充分擦拭乾淨的。不妨商請學校老師幫忙提醒比較年幼的孩子，讓他們記得經常用濕毛巾擦拭自己身體彎曲部位的汗水，有效防止異位性皮膚炎惡化。

治療的最高目標

治療異位性皮膚炎的最高目標，就是讓病童學習「主動性」，內容包括：

- ·學會自己靜下來，學會自己上床睡覺並且一覺到天亮。

- ·學會進入這個世界而忘記不停抓癢。

- ·學會在正餐之間不要吃東西，好讓胃腸休息。

- ·學習依照年齡該有的發展，適度轉化與父母或照顧者的共生關係。

- ·學習與父母有一定界線的分離。

☆學會進入這個世界而忘記不停抓癢

對從小就罹患異位性皮膚炎的孩子來說，抓癢似乎已經成為生活中很自然的習慣。而其實抓癢也是他們內在焦慮的表現，因為對外界的某些事物有著過度感受，於是透過抓癢也來釋放內在壓力。當孩子的皮膚症狀已經改善，父母要引導孩子找出可以讓他們專注學習的興趣目標，孩子才不會經常在等待、緊張或焦慮時又不自覺做出抓癢的慣性動作。

我治療過一位異位性皮膚炎病史長達三十多年的老病號。他從出生就發病，直到三十多歲來找我之前，始終未能把皮膚炎治好。痼疾終於

醫好之後，他和我聊天時，兩手仍不時在身上搔抓，我問他是不是皮膚癢，他卻說皮膚現在一點問題也沒有。可見得抓癢抓久了，真的會變成習慣動作。

父母要鼓勵異位性皮膚炎的孩子多多從事使用肢體的興趣嗜好，例如體育活動，或是種花種菜等，讓他們忘情的活動四肢，尤其是讓雙手專注在這個真實世界的工作，而不是用於在自己身上搔抓。

★ 學會在正餐之間不吃東西

動物天生具有自保的本能，知道用餐後要適度休息，保護消化功能不被外界干擾。人類也應該如此，飯後不要立即從事閱讀、思考等需要耗用神經系統的作業，才能夠保護消化功能完整進行，入口的食物得以充分的分解。

此外，新陳代謝型異位性皮膚炎的孩子嘴巴常常吃不停，才吃完正餐，又想要來點不同的口味。父母不妨仔細觀察，喜歡在兩餐之間又填塞食物的孩子，特別是愛吃零食的孩子，在吃完零食以後，情緒都會顯得比較煩躁不安。在兩餐之間保持規律的間隔，消化系統才得以維持正確的判斷力，知道哪些食物有益身體健康，哪些食物並不適合自己。反之，兩餐之間還不時往胃裡填塞食物的習慣，會摧毀消化系統對食物的正確判斷力，並且導致身體容易感染細菌病毒。

有的病患特別渴望吃那些會引發自己過敏的食物，或是偏愛吃重口味，他們在接受異位性皮膚炎的治療過程中，也應該同時培養消化系統正確選擇食物的直覺能力，也就是不在正餐之間吃東西，好讓胃腸休

息，這才是有助過敏疾病痊癒的飲食關鍵。

異位性皮膚炎患者在治療期間有很多必須忌口的食物，這些本來吃了會過敏的食物，在皮膚病治好之後吃了也不過敏，這才是真正的痊癒。

⭐ 學習與父母有一定界線的分離

父母無論如何關注孩子，仍要保持個體上一定程度的分離，例如，孩子去上學，就是一種暫時的分離。親子之間必須在關注→分離→關注→分離的過程中，拿捏適當的尺度。親子間的關係深刻影響著孩子的免疫系統發展，如果在關注和分離之間失去平衡，可能造成孩子在兩種極端之間擺盪：一端是 Th2 淋巴細胞對外界環境的免疫耐受性無法負責，而變得很容易過敏；另一端則是 Th1 淋巴細胞未發展出適當的隔離功能，反而形成一種攻擊性和發炎性的隔離反應。這會使得孩子在與照顧者分離的時候，自我攻擊狂抓癢，而把皮膚抓得紅腫，甚至血淋淋。

有助病情早日康復的輔助手段

☆ 律動按摩

K 小弟弟的媽媽要上樓晾衣服，她以為反正只是十多分鐘的簡單工作，所以讓孩子一個人待在樓下等她。可是異位性皮膚炎的孩子生性敏感，甚至是膽小神經質，十多分鐘與媽媽的暫時分離，竟讓 K 小弟弟嚇壞了，不僅異位性皮膚炎急性發作，而且從此黏著媽媽片刻不離，天天都要和媽媽一起睡。像這樣，孩子受到驚嚇而留下心理創傷，可以透過輕柔的「律動按摩」，協助重建他本該形成的內在力量。「律動按摩」不同於強有力的穴道指壓按摩，能讓孩子感到非常舒適而放鬆。

在今天這個人人神經緊繃的時代，正確的舒緩按摩是相當有益身心平衡的好方法。一位異位性皮膚炎患者急性發作，我請他天天來針灸，以加強免疫調節功能，早日穩定病情。我發現，針刺他身體正面穴位，在留針的時候，他可以安然入睡；可是針刺背面時，每次下針他就全身抽動，似乎相當緊張，留針時仍然精神緊繃有如箭在弦上，因為看不見背面，而害怕不知會發生什麼事，所以完全無法放鬆入睡。異位性皮膚炎急性發作時，病人夜間很難入眠，我想讓他在白天的治療過程中順便補眠，但是他的神經警覺性太高，所以我改在他的背面進行律動按摩。透過律動按摩的輕緩節奏，他很快就能放鬆休息或入睡。

異位性皮膚炎的孩子除了到我的診所接受專業律動按摩，調節緊繃

的神經與新陳代謝系統功能之外，父母如果能夠自行在家為孩子進行睡前的輕柔按摩，對孩子的入睡大有助益。

針對病灶容易滲液的新陳代謝型異位性皮膚炎，父母可以在孩子睡前，用洋甘菊按摩油對腹部做順時針的輕柔按摩，然後用適溫的熱水袋溫敷腹部，以強化孩子的消化系統功能，並且幫助孩子入眠。

而對於神經性異位性皮膚炎的孩子，我們建議父母選用薰衣草按摩油輕撫孩子的小腿。方法是：大人用手掌沾取適量薰衣草按摩油，從孩子的膝蓋以下，順著由上往下的方向輕輕按摩小腿。這樣做可以有效安撫孩子緊繃的神經，幫助入眠。

☆ 泡澡

泡溫水澡能提供溫熱效應，並且幫助脫掉乾燥死亡的皮屑。皮膚乾燥的患者最好每天泡澡約十五分鐘左右，然後在水中用濕毛巾輕輕刷去軟化的皮疹硬化角質。這麼一來，洗澡後塗抹的藥物才能夠被皮膚所吸收。如果省略這一道刷洗程序，直接把外用藥塗抹在皮膚表面乾燥厚硬的死皮上，藥效是無法滲透硬化的角質發揮作用的。

☆ 藝術治療

異位性皮膚炎孩子的典型特徵，就是神經系統過度醒覺，用腦而不用心。心（節律系統）的作用太弱，就無法發揮協調上（神經感覺系統）下（新陳代謝四肢系統）的力量（詳細說明請見第四章）。心的節律調節作用不足時，需要「愛」和「美」的藝術活動來滋養。這樣的孩子因

病在家休息的時候，成天無事可做，就容易流連於電視、電腦的 3C 世界，反而刺激已經過度敏感的神經系統。

大人應禁止孩子使用 3C 產品，並且鼓勵他們畫濕水彩畫。因為這些孩子的感受性太僵固，而濕水彩畫的色彩具有流動性，能驅動患者所缺乏的流動感，這個作用是素描、色鉛筆都無法達到的。孩子多半都喜歡塗鴉，在濕水彩的世界裡，他們可以體驗美麗色彩帶來的光和溫暖，將過度活躍的腦神經和缺乏感受的心靈連結起來。

我請一位異位性皮膚炎的孩子畫濕水彩自由畫，他手拿顏料、握著水彩筆，愣了好半晌，最後說他畫不出來。沒有主題的任意塗鴉玩色彩，對他來說何以如此困難呢？因為神經性皮膚炎的孩子腦部活動講求對稱而嚴謹，他們的神經活動特徵也很自然的表現在學習和繪畫上，神經端獲得壓倒性勝利的孩子行為越僵固，只願意畫線條，因為「這樣畫才好看」。他們認為，沒有具體形象又無規律性和對稱性可言的圖案「很醜」，所以自己說什麼也畫不出來（不願意畫）。這些孩子的神經結構作用太強勢，連塗鴉都充滿了線條與小點點，缺乏流動感。

治療過程中可能發生的狀況

☆ 停用類固醇的症狀反彈

停用類固醇的症狀反彈程度，視病程與使用類固醇藥物的等級和時間長短而不同。身體要自我療癒，必須產生足夠的熱力，把熱力輸送到需要清理、修復的部位。而使用類固醇「治療」異位性皮膚炎，卻是透過藥性收縮血管、冷卻神經反應，抑制患部發紅發熱。一旦停止使用類固醇，身體再次啟動正常修復能力，患部必定發紅又發熱，稱為「反彈反應」。這是痊癒的必經過程，絕對不是因為使用了中藥才誘發的病情惡化現象。可是對人體運作原理缺乏認識的病患和家屬，常會因此受到驚嚇，誤以為是中醫治療加重病情。

對長期依賴類固醇的病人而言，減用類固醇的過程往往是一場心力交瘁的長期抗戰，面對各種爆發式的停藥反彈反應，不只是病患要能挺得住，家人和醫生的心臟也要夠強。停用類固醇不能斷然為之，必須跟醫師慎重討論，採取漸進減量的方式，以免減藥太快而造成反彈症狀過度強烈，讓所有的人都招架不住。然而，很多病人或家長卻常常輕忽「漸進式減藥」的警告。

☆ 感冒會加重病情，發燒有助痊癒

異位性皮膚炎的治療過程中如果罹患感冒，皮膚炎病情會加重，但

是「發燒」卻可以幫助異位性皮膚炎早日痊癒。臨床上常見到異位性皮膚炎的孩子，在治療接近收尾階段的時候忽然發燒，這是身體要將老舊不良的蛋白質代謝乾淨的淨化作用。發燒以後，就可以見到新生皮膚形成。這樣的發燒在成年病患身上很少見，原因是小孩的新陳代謝系統較活躍，體溫本來就比較高，也容易發燒。我總是特別提醒病童的家長，孩子發燒不可任意使用退燒藥，必定要帶回來給我看，因為對中醫而言，發燒這件事在異位性皮膚炎治療過程中意義特別重大。

而搔抓的傷口若感染金黃色葡萄球菌，中醫也可以處理，不需要急著用抗生素。中藥的金銀花和連翹就有很好的抗菌、抑菌作用。

異位性皮膚炎急性發作，特別是合併感染的時候，淋巴結會腫大。患部如果在腹部皮膚，腹股溝的淋巴結會腫大；若患部在頭面頸部，耳後和頸部淋巴結也會腫大，這都是身體自然的防禦反應，試圖透過淋巴結過濾細菌，預防深層感染，因此並不需要刻意處理。只要皮膚發炎症狀退下來，腫大的淋巴結就會自行恢復原狀。但是主流醫學對於身體這樣的自然防禦反應，卻太早投予抗生素，加重了「腸胃功能受損→皮膚炎再度發作→再投予消炎藥抑制症狀→腸胃功能又受損」的惡性循環，往復不休。

☆ 皮屑過多、組織水腫

神經性異位性皮膚炎的患部會脫落大量的皮屑，而消化型異位性皮膚炎的患部則會流出滲出液。無論是皮屑還是滲出液，都說明體內的蛋白質正在流失，因此要留意患者的白蛋白是否不足。體內白蛋白不足

時，會表現出下肢水腫的現像。而自製的溫優格是很理想的蛋白質補充品，它不會造成患者新陳代謝系統的過度負擔，而導致無法充分消化分解的蛋白質加重病情。

當皮膚出現滲出液時，應在塗抹中藥以後，用消毒紗布或彈性繃帶包紮，或以人工皮貼敷，預防感染。

☆ 失眠

異位性皮膚炎患者常常在半夜不斷被難以忍受的劇烈瘙癢感驚醒，睡眠品質低落。實在睡不好的時候，應該請假補眠。白天硬撐著上班上課，身體會因為過度疲累而影響組織的合成代謝能力，造成皮損的修復變差，治療進展緩慢。

但是一般上班族總不能經常請假，硬拖著疲憊的身心上班，又會影響工作品質和效率，形成兩難的局面。所以我建議晚上總是睡不好的患者，不如痛下決心向公司請長假，在家專心養病、充分補眠，來日以健康活力的蓬勃朝氣「重出江湖」。

☆ 施打疫苗、使用損傷腸胃的藥物

臨床上常看到比較年幼的異位性皮膚炎患者，原本病情已經穩定進步，卻因為施打疫苗而引發皮膚炎急性發作。疫苗常含有蛋白質，注射疫苗後，萬一身體的免疫系統無法處理這些異體蛋白質，就會引發過敏反應。

而腸胃問題才是誘發異位性皮膚炎的根本病因，有的患者在治療皮

膚炎期間，自行服用了某些副作用會損傷腸胃的藥物，腸胃受到損傷又加重皮膚炎惡化。這些都是治療期間可能影響療效的變數。

異位性皮膚炎
醫案之一

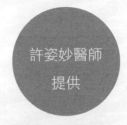

許姿妙醫師
提供

還在襁褓中的小嬰兒發作異位性皮膚炎，急壞很多大人，想要立刻解決孩子的症狀，卻從此「誤入歧途」。

這個慘痛案例提醒所有的父母，要懂得如何保護孩子安然度過皮膚病的風暴，而不是病急亂投醫，因為一時的無知可能造成不堪收拾的後果。

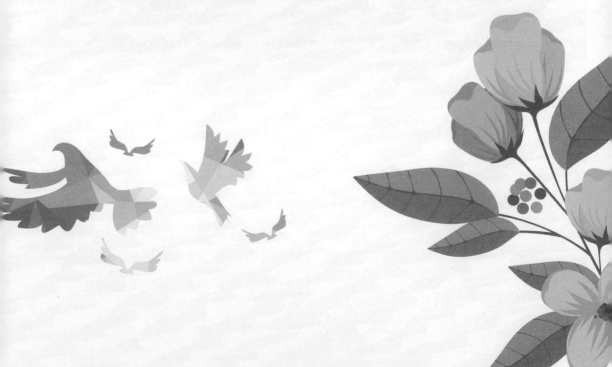

♥ 香香媽的告白

　　就像所有疼愛孩子的父母一樣，我全心全意在家照顧三個孩子，自認為對他們呵護備至，卻還是百密一疏，因為缺乏正確的醫學知識，而一步錯步步錯，讓大女兒香香莫名陷入皮膚病的苦海中險些滅頂，全家也為此發生很大的變化。

　　這是香香不願回首的痛苦記憶，下意識的遺忘，讓她對過去的細節記憶模糊、片段不全。但是我卻比誰都清楚記憶，除了無法為女兒痛，我錐心的苦並不亞於病人本身。生病的女兒既憤怒又絕望，我更多了內疚自責，怪自己為何沒有把女兒生好，又沒有把她照顧好。我相信這是絕大多數重症皮膚病患者的父母共同的折磨，所以儘管不堪回首，我仍然叨叨絮絮的將過程說出來，但願我們努力掙扎走出困境的經驗，可以鼓勵同病的人，也能提供借鏡，讓大家不要重蹈我們的覆轍。

● 天真無知的媽媽

　　我生了一男二女，大女兒香香就是本故事的主角。香香一出生，皮膚看來就好像和其他孩子不太一樣，但是真正發作異位性皮膚炎，是在她三歲的時候。那時她會搔抓皮膚，尤其是手彎腳彎特別厲害。皮膚科醫生給她吃藥、塗藥膏，病情嚴重時配合打針。斷斷續續治療七年，一直以來都相安無事，至少我是這麼天真以為。直到香香十歲

的夏天，我見她大熱天還裹著長褲，要她換掉她卻抵死不從。我氣得將她的長褲用力扯下來，赫然發現她的兩條小腿出現妊娠紋般一道道深黑色斜紋。

這是什麼？我以為香香得了怪病，當下急得六神無主，慌慌張張就拉她衝到大醫院掛急診。可是因為太慌忙，所有證件都沒帶，被醫院拒於門外。情急之下，隨便找了路邊一家私人診所，求醫生一定要幫忙。這位醫生端詳香香片刻以後，把我罵到臭頭。「妳到底長期給孩子吃了什麼，讓她變成這樣？」我被醫生罵得一頭霧水，又急又害怕，忍不住當場哭起來。十歲的香香也被我的反應嚇壞，跟著我大哭。

醫生說他無法處理，要我明天趕緊去彰化某大醫院掛免疫風溼科。第二天，母女倆心情忐忑的來到大醫院掛號，又被醫生狠念了一頓。因為擔心影響孩子將來的發育，醫生要香香接受一連串生理檢驗。最後的結論是：「從檢驗數值綜合判斷，幸好沒有影響孩子的發育，類固醇也還沒有傷到腎臟功能。」儘管如此，醫師還是又開了類固醇給香香。

現在回想起來，其實學校的校護早就發現異樣，基於專業的敏銳，她告訴我說香香的體形有點不尋常，要我帶她去看醫生。我當時還覺得這校護有夠多事，我們家寶貝女兒白胖胖的嬰兒肥，怎麼看怎麼可愛，哪裡會不對勁呢！

不過，這時候才大夢初醒已經太遲，從此我就如同驚弓之鳥，為這件事寢食難安，不停帶香香到處看醫生。我們並非胡亂逛醫院，因為對每一位醫生都滿懷期待，所以至少耐心治療三個月。然而期待總

是落空，始終沒有真正治好香香的病。上高中以後，香香病情越嚴重，皮膚總是潰爛出水，甚至全身感染金黃色葡萄球菌而一度危急。後來一位醫生據實告訴我說，孩子從三歲吃類固醇到現在，已經不能再用類固醇了，建議把香香送到空氣乾燥的地方生活。

我只知道身為女孩子當然要漂漂亮亮，所以必定得讓自己女兒恢復一身雪白的肌膚，就算再怎麼不捨，還是用最快的速度為香香辦理休學，送到澳洲朋友家去。果然，她去了澳洲以後病情開始進步，一個多月後不僅臉色變紅潤，潰爛的皮膚也逐漸好轉。

● 信任「醫生開的藥不會錯」，卻一錯二十年

孩子在澳洲病情有起色，讓我沾沾自喜，認為自己這回終於做對了！可是老天爺愛捉弄人，沒高興多久又發現不對勁。香香每次只要回台灣，不出一個星期，全身又重新出現皮膚症狀，可見得體質一直沒有真正改善。我當時已經有了最壞的打算——這孩子恐怕得一輩子留在澳洲安身立命，不回台灣了。偏偏香香又不願離鄉背井，在澳州住了一陣子就吵著回來。我心裡有數，把回台灣的利弊得失分析給她聽，如果她還是決定要回台灣生活，就要有徹底對抗皮膚病的心理準備。

乍看之下，我這時表現得好像是個英明理智的媽媽，然而怎麼也沒想到，最該防備的禍首卻被我們忽略了，那就是「類固醇」。都到了這個地步，我們對類固醇還是缺乏戒心，香香帶到澳洲的藥膏，依然是類固醇。只因為信任「醫生開的藥不會錯」，所以很放心的使用，

從不過問「葫蘆裡到底是什麼藥」。

香香最後還是毅然決定回到台灣的懷抱，日後因此見識到何謂「地獄試煉」。

為了從改善體質著手，真正治好皮膚病，我們也努力尋求中醫和自然醫學的治療。可是醫海茫茫，到底找誰才對呢！我們又開始了四處打聽、遍求神醫的日子，就連清熱解毒的蟾蜍偏方、一公克要價上萬元的生物製劑也都來者不拒。儘管很無奈，但已經無計可施，只能抱著「看別人用了有效，不然我們也來試試」的心態碰運氣，甚至上網瀏覽各種醫療訊息，想要找到丁點希望。看到孩子因病日漸消瘦，我還挖空心思做好料，為孩子進補。我至少知道「藥補不如食補」，所以賣力的煎牛排、滷牛肉……盡可能把最營養的給孩子吃，病情卻越吃越糟。

某一天，網路上的一則報導讓我突然眼睛發亮，對呀，大名鼎鼎的長 × 醫院一定會有辦法。於是就在民國九十六年，我帶著香香興沖沖的北上長 ×，以為我們就要「出運」了。

● 到底是皮膚炎，還是皮膚癌？

這時候的香香病情其實已經很嚴重，全身皮膚因為角質太厚而失去彈性，只要任何一個動作就會裂開，手不能伸，也不能稍微轉動身體。長 × 的皮膚科醫師見到全身發黑的香香，斷言她已經使用類固醇中毒，建議住院兩星期接受徹底檢查。醫生除了在香香的皮膚上取樣，又用他十分專業的判斷，在香香的淋巴結到處尋找，摸到一處硬結說

「這塊最久」，然後在這裡取出一塊組織做切片。

我和香香開始害怕起來，難道說她罹患的不是異位性皮膚炎，而是皮膚癌？檢驗結果公布之前，母女倆內心七上八下，幸好最後確診是「慢性神經性異位性皮膚炎」，並非癌症。「慢性神經性異位性皮膚炎」的意思是說，只要有情緒就會發作皮膚炎。然而，人只要活著就一定會有情緒，這不是等於宣判香香的病一輩子治不好了嗎？對此，醫生也很無奈。

住院期間，有一天先生和我換手，到醫院陪伴香香。我忽然接到他的電話，劈頭就問：「妳真的確定要讓香香繼續這樣治療下去嗎？」凝重的語氣嚇了我一大跳。「到底發生什麼事了？」我又慌了。

原來，那天院內的醫療團來巡房，我先生無意間聽到裡面的老教授質疑主治醫師說：「孩子還這麼小，為何開如此重的藥？」

到底是什麼藥讓老教授深感疑慮。事後才知道，醫生給香香使用癌症的化療藥物。不是已經說並非癌症嗎，怎麼會給她服用化療藥物呢？主治醫生向我解釋，類固醇對香香已經完全無效，眼前只能使用化療藥物了，但是他保證這是最低的安全劑量。

兩星期後出院時，我們帶回院方開給一個月份的處方藥。這回我總算學乖了，請教藥劑師藥物的內容。難以置信的是，裡面除了最低劑量的免疫抑制劑（化療藥物），其餘依舊是類固醇。

服藥一個月後，香香的症狀毫無改善。回診時，醫生說必須加重化療劑量，於是又加服一顆小藥丸。這一加重劑量不得了了，香香大

把大把的掉頭髮。起初我們還以為是她升上大學二年級，功課壓力大而發生「鬼剃頭」。直到後來連眉毛也不見，全身體毛全掉光光，才知事態嚴重。香香本來還苦撐，想要堅持到二年級學期結束再休息，所以勉強戴著帽子遮掩光頭去上學。可是外貌能遮掩，全身的疼痛無法減輕，最後我出面做主，為她辦理休學。

● 生平頭一遭，見識到「料病如神」的醫生

我們又開始了漫無目標的尋找醫院。醫生的反應，不是信誓旦旦的拍胸脯保證說會好，結果證明是空話；就是斷然說這個病治不好了，不用再來。是啊，大醫院的名醫都技窮了，小診所醫生怎可能治好。一再的幻滅、挫折，讓我們滿是氣餒又憤怒。

有一天經朋友介紹，來到台中北屯的一家中醫院。正在候診時，我的叔叔恰巧從門外經過，他老人家一看到愁眉不展的我們，當即說：「皮膚病就去找許姿妙醫師呀！」還告訴我怎麼去。我想，叔叔是自己人，介紹的醫生應該不會差太多。於是要香香留在北屯候診，自己立刻攔了計程車，直奔許醫師的診所，想要先去掛號。

沒想到許醫師的診所已經大排長龍，預約排到幾個月後。我死命央求，說女兒的症狀已經很嚴重，無論如何請破例給她一個機會。護士小姐很親切解釋說，來到這裡的皮膚病人病情都很嚴重，她唯一能幫忙的，就是等今天所有患者都看完以後，再臨時安插香香就診，但是少說還要再等待三個小時。

香香這時候已經很虛弱，而且全身皮膚從頭爛到腳，舉步維艱，

無法站也無法坐，要等待這三個小時何其煎熬。可是許醫師至少願意破例讓我們臨時插隊，所以再怎麼說都要把握難得機會。香香只得佝僂著背，像個小老太婆一樣，坐立不安的熬過這三個小時。她其實早已經萬念俱灰，口中不停喃喃念著：「隨便啦，反正看誰都一樣，我不會再相信醫生了啦！」

陪著女兒一同苦過來，她此時的心情我完全感同身受，換成是我，也不會比她更堅強。可是身為人母的我不能放棄也不能倒下，再怎麼絕望都要撐著給女兒看，不讓她放棄任何希望。

我永遠清楚記得這一天，因為這是香香改寫命運的轉捩點。好不容易見到許醫師，當天就給我很大的震撼。她不厭其煩的對我們解釋香香生病的原因，二十多年來從沒有一位醫師像她這樣，從孩子在胚胎期的發育說起，一直講到她會採用哪些方法治療香香、過程會歷經哪些階段、出現什麼反應、病人該如何配合醫生的治療。這是頭一次有醫生向我們解釋得這麼詳細，而且她的解釋讓我十分認同。之後每個星期的回診，她都可以預料到接下來的病情變化，全盤掌握病人的身體狀況，讓我嘖嘖稱奇——原來醫生可以做到「料病如神」。許醫師讓我們有了信心，決定跟隨她全力治病。

● 停用類固醇反彈猶如地獄火刑的試煉

儘管找到了治病的明燈，但是眼前並非直通康復大道，在這之前，我們還必須經過地獄之火的試煉。

從減量到停用類固醇的藥物反彈期間，皮開肉綻是一定躲不過的

命運。許醫師雖然已經給了很多心理建設，然而事情真的發生了，我們還是承受不住。

我們家是透天厝，香香在三樓洗澡時總是痛到淒厲哀嚎、奮力搥牆，連鄰居都聽得一清二楚。我心如刀割，卻不敢去理會她，因為不知道自己如果上前關心，會讓情緒如此激動的她做出什麼我所無法處理的反應。所以自己只能躲在樓下不敢出聲，默默注意她的動靜。

香香會不斷向我抱怨這裡痛、那裡難過，我也很煎熬，可是這種時候，所有肉體的疼痛都必須由病人自己承受。這是在為過去二十年來的錯誤治療付出代價，家人雖然萬分自責，但也只能耐心陪伴，盡一切所能照顧好病人生活起居的大小事，設法讓她開心一點，對痊癒抱持希望。

經過長年不當用藥的蹂躪，香香幾乎已經奄奄一息，身體功能全毀，連咀嚼都有困難，吃東西也嘗不出味道，所以沒有胃口。接受許醫師治療初期，必須食用純淨無味的淨化餐，我想盡辦法打蔬菜泥，熬糙米粥，每天光是準備三餐就已經精疲力竭，香香卻總是撇嘴不吃。苦撐半年以後，我也幾乎崩潰。親友半年來不見我的人影，開始紛紛到家裡關心，我只好據實相告。

這時，香香的外觀已經完全變形，面容憔悴不說，膚色因為類固醇中毒而發黑，沒有眉毛、頭髮，模樣像極了電影《魔戒》裡的「咕嚕」，叫人不忍卒睹。連她自己照鏡子都會嚇到，乾脆連鏡子都不看了。香香躲在樓上不肯見人，唯獨還可以接受從小看著她長大的幾個阿姨。阿姨們幾乎每天都來看她，就像哄小孩似的安慰她。

有時想要讓病重的香香出門曬太陽，但是鄰居好言的探問、七嘴八舌的出主意，讓原本簡單的散步變得很不平靜。我們一面耐心解釋，一面收下大家熱心給的各種偏方，甚至是傳說靈驗的宮廟。來自各方的盛情讓人感到很溫暖，可是也意外造成無形的壓力。

● 不只是肉體病痛，還有隨之而來的多方情緒拉扯

類固醇反彈期前後歷時八個月，最初的六個月，香香每天像下雪一樣不停掉皮屑，凡走過之處必留下痕跡。我總是趁她去洗澡的時候趕緊偷偷清掃，用最快的速度為她換床單、擦床鋪、掃地板，就怕被香香看見會刺激她，加深她認為自己是家人負擔的內疚感。

連續半年的病情反覆，讓香香長期累積的心理壓力終於爆發。她排山倒海的負面情緒也感染了我，我感覺不僅拉不住她，連自己也快要跟著滅頂。最後是小女兒辭掉工作，在家一起幫忙照顧香香。遠在對岸打拼的先生天天電話關心，問我今天狀況如何？我沒有好消息可以報告，對這通電話既期待又害怕。先生牽掛女兒的病，一有時間就趕回台灣，香香卻開始害怕最愛的爸爸回家，因為自己「面目全非」，病情又似乎沒有起色，只會讓爸爸看了心情沉重。

這期間，偏偏又逢家中大兒子結婚的大喜之日。香香原本滿心期待可以像所有雙十年華的女孩那樣，打扮得花枝招展出席典禮，然而現在光是露面，就必須克服很大的心理障礙。我陪她上街找一頂適合的假髮，她一戴上假髮又是一陣心酸，眼淚撲簌撲簌掉個不停。

小女兒看姊姊如此沮喪，而且情緒起伏不定，於是突發奇想說晚

上要陪姊姊睡覺。我一聽，心中既感動又為難。我雖然明知道異位性皮膚炎不會傳染，卻不免還是害怕香香全身皮開肉綻又滲著組織液和血水的「病氣」，會影響到健康的妹妹。兩個孩子都是我的寶，我到底要成全哪一方呢？我忍著不敢說，還是為小女兒多準備一條被單。有妹妹陪伴的第一晚，我立刻發覺香香的情緒出現很大的轉變。她的神情明顯變活潑，一直說妹妹昨晚如何逗弄她。她說話時眼神出現久違的光彩，也不再焦躁。

從此，小女兒每到晚上八點左右就上樓陪伴香香聊天，或說笑話逗她開心，十點前一定熄燈就寢。有了妹妹的陪伴以後，香香病情的進步有目共睹，讓我重新體認到親情對病人的療癒，竟可以發揮這般戲劇性的功效。

香香的內心一定有很多迂迴曲折的情緒，我不知道她是如何熬過來，切膚之痛究竟有多痛，只有病人自己最了解。我相信曾經置之死地的她，應該有著比一般人更堅強的意志與忍耐力。這些年，我只能躲在人後哭了又哭，也不知道自己哪裡來的一口氣，堅持二十年不願放棄孩子的治療，只因為我認為己沒有資格說放棄，那是對不起孩子的失職行為。

幸好有許醫師為我開導，她要照顧病人，還要安慰和鼓勵家屬，她的話語充滿了力量，彷彿我的心靈導師，幫助我走過顛簸的治療道路。香香的皮膚病終於真正痊癒，用兩年時間，告別折磨二十年的病，一切辛苦都值得！感謝許醫師，她真是我們全家的再造恩人。

♥ 香香的告白

從我有記憶以來，皮膚就一直有狀況，嚴重時看皮膚科，吃處方藥並塗抹藥膏，二十年來都是如此，似乎成了生活中稀鬆平常的一部分，就像呼吸一樣自然。直到後來才知道，自己因為長年使用類固醇，已經罹患白內障。

● 戒斷類固醇的反彈症狀，是我經歷過最痛苦的折磨

找許醫師治療之前，我的症狀已經從原本單純的皮膚病變成全身極度虛弱，幾乎無法咀嚼，也沒有味覺，別說是吃不下許醫生要求的淨化餐，一般人感覺色香味的飲食，對我而言也味如嚼蠟。媽媽只好把三餐打成泥，讓我還能夠勉強吞嚥。

類固醇戒斷時的反彈症狀，是我長這麼大以來，經歷過最痛苦的折磨。不僅面目全非讓我非常自卑，而且因為瘦成皮包骨，骨頭壓迫造成我躺也不是坐也不是，幾乎不能睡覺休息。我試圖躺水床減輕壓力，可是水床很悶熱，加上全身皮開肉綻，讓我完全無法入眠。長期失眠已經很痛苦，而睡不好讓皮膚症狀更惡化，後來是配合陳俊峰醫師的星狀神經節阻斷療法，讓我放鬆長久以來緊繃的情緒，終於可以入睡。睡眠品質改善以後，我感覺自己如釋重負，病情也開始穩定進步。

現在的我終於又恢復一頭黑亮的長髮和光滑的皮膚，可是只要回

想起自己這一段漫漫長路走得實在好辛苦，淚水就會不由自主的流下來。看對醫生，用對正確方法，肉體的傷可以慢慢復原，可是心靈的傷痛還埋藏在我的潛意識裡，可能需要一些時間的消化和釋放。

◉ 家人是永遠不離不棄的療癒支柱

當病痛和錯誤的治療摧毀了我的面貌時，不只是路人退避三舍，不明就裡的同學友人也漸漸投以異樣眼光，只有家人和幾位摯友對我永遠不離不棄。病人的情緒總是很不穩定，我也變得坐立不安，十分焦躁，照顧我的工作本來是由媽媽一肩扛，可是到後來媽媽一個人實在挺不住，連小妹都辭去工作在家幫忙。不知不覺間，全家人的生活重心都圍繞著我，努力要讓我開心。

我感謝家人無怨無悔的全心付出，卻又不免內疚，只因為我一個人，就搞得全家天翻地覆。長年來為治療燒掉的金錢更是天文數字，家人都得努力撙節其他的開銷，東省西省的把錢省給我看病，我已經成為家人沉重的負擔。小妹也因為我這個多病的姊姊佔去太多大人的關注，小小年紀就被迫提早成熟而格外懂事，讓我想到她就覺得心疼。

我心中其實反覆縈繞著放棄治療、放棄人生的灰暗念頭，如果不是家人的支持，迫使我堅強起來，恐怕早已經被病魔打敗，人生墮入無邊地獄。所以我也想要呼籲病患的家人，雖然有千萬般難以對外人道的辛酸，仍請不要放棄病人，因為失去你們的支持，病人就一無所有了。

面部

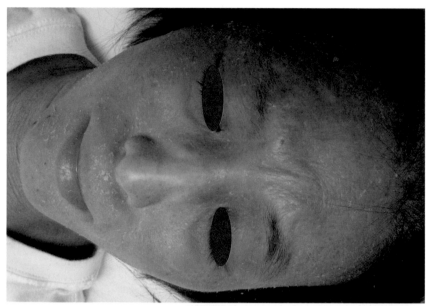

1. 因使用免疫抑制劑，毛髮脫落。

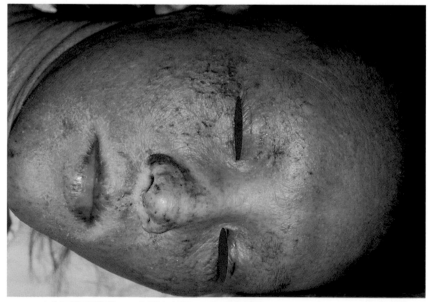

2. 減用類固醇，症狀反彈，皮膚紅腫。

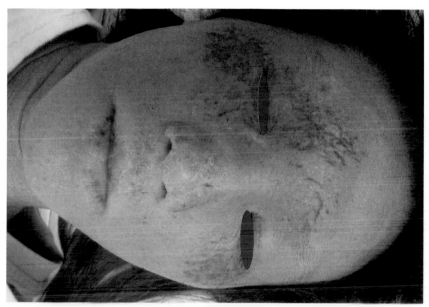

3. 治療 6 個月，症狀緩解，長出眉毛。

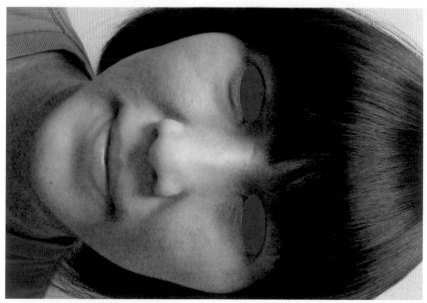

4. 治療 18 個月，痊癒。

後頸部

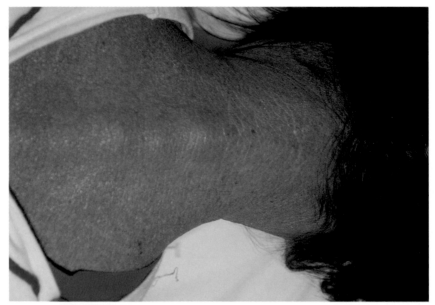

1. 使用類固醇控制中，看似不嚴重。

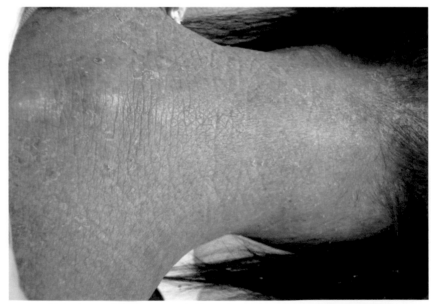

2. 停用類固醇 1 個月，症狀反彈，瘙癢劇烈並脫屑嚴重。

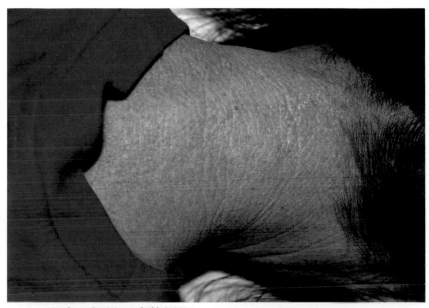

3. 治療 6 個月，症狀緩解。

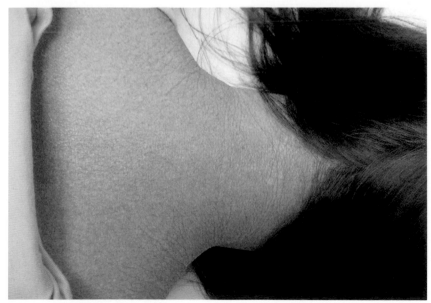

4. 治療 18 個月，痊癒。

下肢背面

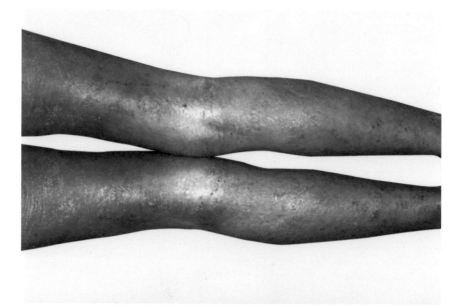

1. 剛出院時，仍使用免疫抑制劑及類固醇控制病情。

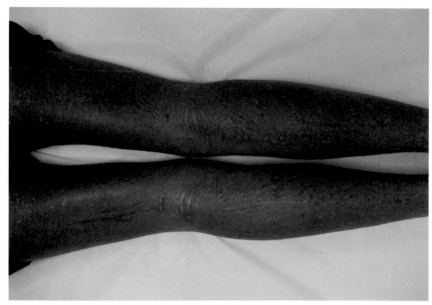

2. 減用類固醇及免疫抑制劑的過程。

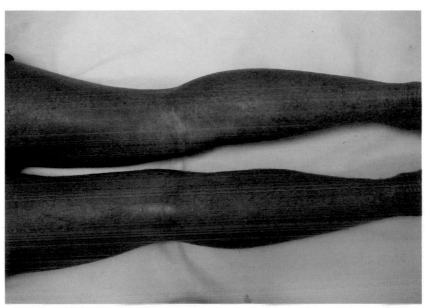

3. 症狀緩解，透出正常膚色。

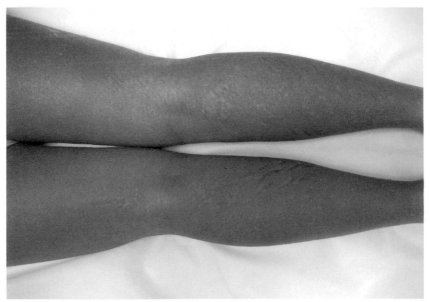

4 治療 18 個月，痊癒，膚色恢復正常。

下背部

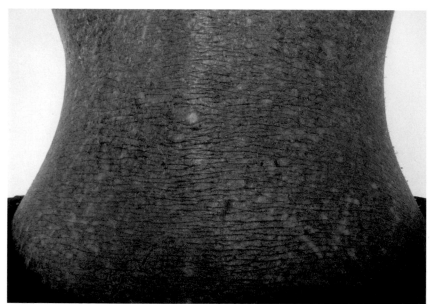

1. 仍使用類固醇控制中，皮膚乾燥，紋路深。

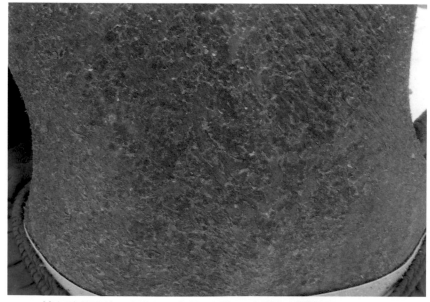

2. 停用類固醇 1 個月，症狀反彈，皮膚紅癢脫屑。

3. 治療 6 個月，症狀緩解。

4. 治療 18 個月，痊癒。

右手

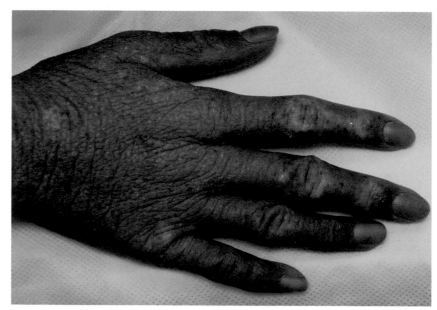

1. 仍使用類固醇控制中，病情看似不嚴重。

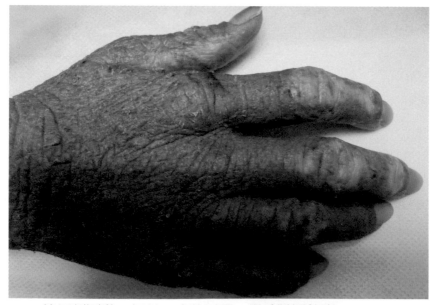

2. 停用類固醇 1 個月，症狀反彈，嚴重脫屑乾裂。

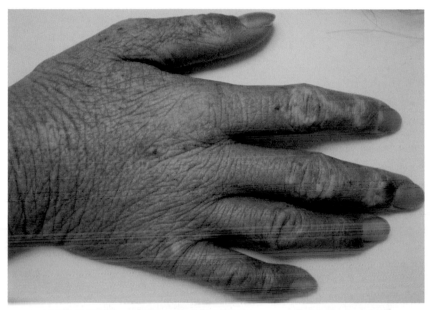

3. 治療 6 個月，症狀緩解。

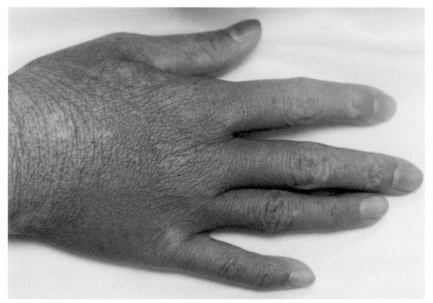

4. 治療 18 個月，痊癒。

右手臂

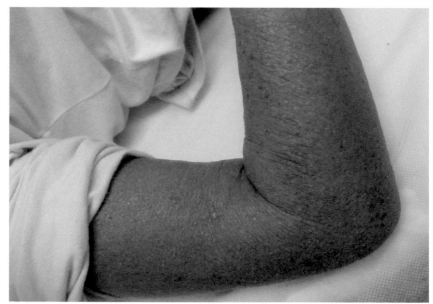

1. 仍使用類固醇控制中，看似不嚴重。

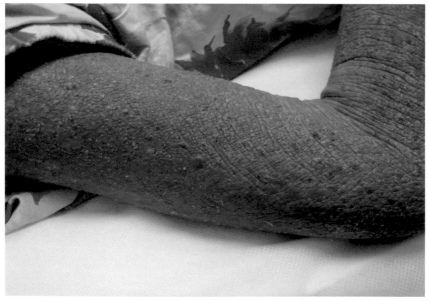

2. 停用類固醇 1 個月，症狀反彈，皮膚乾燥粗糙、脫屑劇癢。

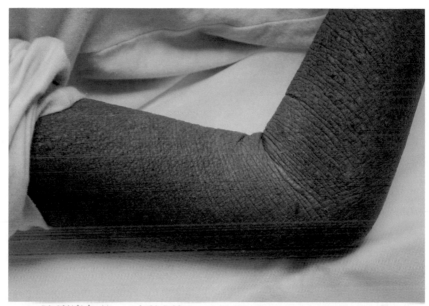

3. 治療半年後， 症狀緩解。

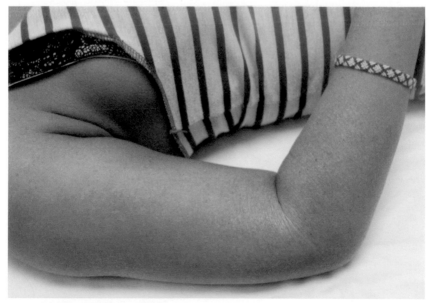

4. 治療 18 個月，痊癒。

右腳

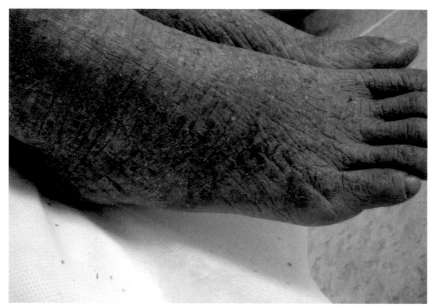

1. 仍使用類固醇控制中，看似不嚴重。

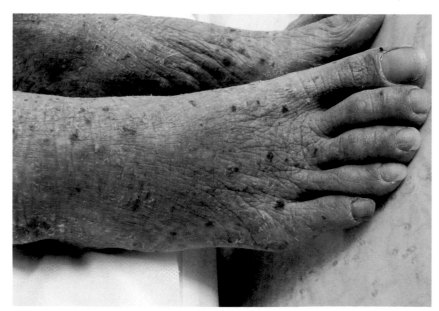

2. 停用類固醇 1 個月，症狀反彈，瘙癢劇烈並脫屑嚴重。

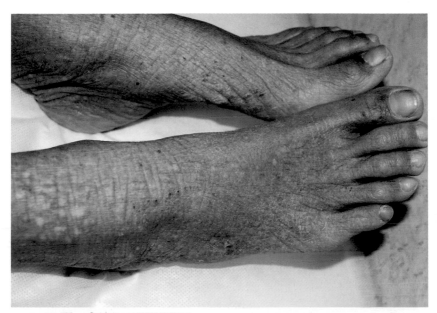

3.治療 6 個月，症狀緩解。

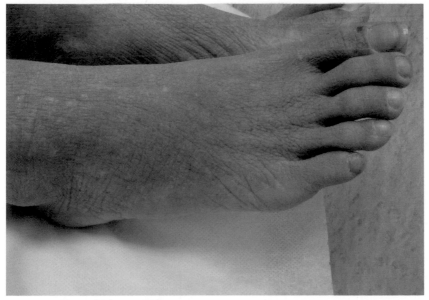

4.治療 18 個月，痊癒。

異位性皮膚炎
醫案之二

許姿妙醫師
提供

停用類固醇以後經歷的症狀反彈期，我只能用「非常特別的人生經歷」，來概括所有的辛酸血淚。我自認是鐵錚錚的男子漢，說是耐受力頑強也好，說是神經大條也罷，但是藥物反彈的過程幾乎擊垮我的自信心，讓我感到身心靈都變得十分脆弱……

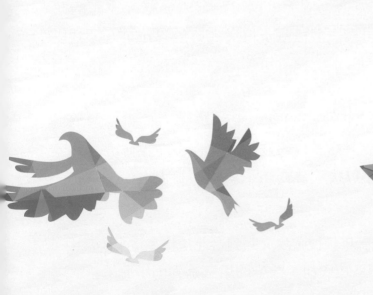

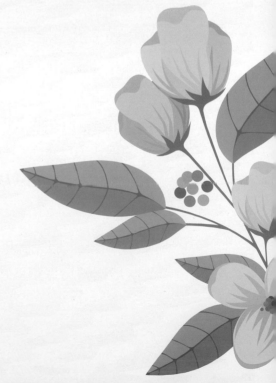

🖤 張先生的告白

　　我從小就是吃這個也癢、吃那個也癢的過敏體質，尤其是吃了海鮮以後，全身會起疹、紅腫發癢，所以被取了一個「紅豆冰」的外號。大人認為這是體質使然，總是說長大以後自然就會好，所以從不曾認真治療，實在癢到受不了的時候，就幫我到西藥房買藥膏抹一抹，似乎也沒有造成很大的生活困擾。

● 成年後，異位性皮膚炎變成大問題

　　直到二十四歲時考上台北某研究所，負笈北上以後，可能是北部的氣候潮濕，加上課業壓力繁重，讓皮膚炎病情忽然嚴重起來，成天癢得我心煩氣躁，晚上也睡不安穩，始終處於半睡半醒的狀態。恍惚之間，只知道自己抓癢抓個不停。我終於忍無可忍，到皮膚科診所拿藥。一開始藥效很明顯，可是病情總是反覆，大概每隔一、兩個星期就發作，一發作我就去診所拿藥膏。一段時間以後，猛然發現病情發作的頻率越來越密集，藥效持續的時間也越來越短，變成每三、五天就要上皮膚科報到。醫生也沒多說什麼，只是加開了內服藥給我。服藥以後，發作頻率稍微抑制下來，又變成一個星期左右發作一次。

　　研究所畢業後，服完兩年兵役，我又回到台北工作。這十年當中，我在南北兩地輾轉看過很多皮膚科，醫生的用藥都大同小異，差別只

是不同藥廠製造的類固醇。

直到去年，我忽然驚覺到情況不對。因為這時的我必須天天擦藥膏，只要稍微停藥一天，第二天病情就會完全失控；內服藥本來一星期吃一次就好，現在卻是每兩、三天就必須依賴服藥控制病情。

我心裡很慌，趕緊向醫生請益，得到的答案竟然是要幫我增加用藥劑量。可是這麼一來，豈不是和醫生一開始就告誡我說「不可過量用藥」的原則相抵觸嗎？我雖然沒有醫療專業背景，可是至少還有一點警覺心，知道用藥越來越頻繁、必須加重劑量，就表示病情失控，而且身體已經出現藥性依賴，這個結果讓我對主流醫學的治療方式感到非常失望。

● 決心不再飲鴆止渴

幾乎就在同時，身旁的親朋好友也紛紛說我最近是不是吃太好，還是缺少運動，身材發福走樣了。我後來才知道，這是長期服用類固醇，引起脂肪代謝異常的副作用。

媽媽為我的皮膚病很煩惱，要我來找許醫師看看。詳細諮詢過許醫師以後，她明確的治療計畫贏得我的信任，當我知道像我這樣的病人，一開始都必須食用淨化餐以後，就二話不說的照做了。儘管很多人抱怨淨化餐味道太清淡，可是對我這種實事求是的人來說，既然吃淨化餐是徹底治療所必要，而且是無從選擇、不可避免的過程，我就只管配合執行，心中完全沒有所謂「美味與否」的考量，也不在乎是否痛苦，因為我關注的焦點都在「治療是否正確？可否有效？」。如

果只想得過且過，或是求一時好過，我大可再回去用類固醇就好。

停用類固醇以後經歷的症狀反彈期，我只能用「非常特別的人生經歷」，來概括所有的辛酸血淚。我自認為是鐵錚錚的男子漢，說是耐受力頑強也好，說是神經大條也罷，但是藥物反彈的過程幾乎擊垮我的自信心，讓我感到身心靈都變得十分脆弱。然而我抱定長痛不如短痛的信念，不想要讓過去的錯誤再度重演，所以吃了秤砣鐵了心，說什麼都要堅持忍受停用類固醇造成體無完膚的煎熬，也生平第一次體認到什麼是「切膚之痛」。

● 家人的態度左右治療的成敗

忍受停用類固醇藥物反彈的過程中，家人的支持給我很大的勇氣，對我的包容更讓我銘感在心。那時，我全身皮膚紅腫、瘙癢刺痛、脫屑脫皮、冒出膿液、流出湯水，白天為了維持正常工作，在人前咬緊牙關，忍過一波又一波的煩躁情緒，結果全在最親近的家人面前一股腦的宣洩，變得脾氣火爆，完全不可理喻。我雖明知不應該，偏偏就是控制不住火氣。愛妻體諒我正在過渡期，總是默默承受我的無理取鬧，並且盡心盡力的為我準備淨化餐。又怕我一個人吃很孤單，所以放棄自己的口腹享受，只要是我在家的時候，就陪我一起「淨化」。後來為了照顧重病的我，甚至不得不辭掉工作。如果沒有她，我知道自己一定撐不過整個療程結束。

病情最嚴重的時候，我天天到許醫師的診所報到，也聽聞了不少病友艱難的處境。他們的病情甚至比我更嚴重，因為長期依賴類固

醇，看西醫已經「藥石罔效」，才求助中醫治療。但是停用類固醇的反彈把他們的家人都嚇壞了，反對的聲浪一波波，質疑到底醫對了沒有？這是什麼蒙古大夫，為什麼不醫還好，越醫越糟？病情沒有起色就算了，奇怪的規矩又一大堆，不能吃的東西一籮筐，盡吃些沒營養的粗菜淡飯，難道要病人「做仙」嗎？真是有夠「搞怪」……但其實，真相是以前長期和大量使用類固醇造成的惡果，許醫師以莫大勇氣陪伴我們這些病人一起承擔，我們感謝都來不及，怎能再有些許的抱怨。

他們的家人也是出於關愛，不捨得病人受苦，又怕病人被騙。可是在對異位性皮膚炎缺乏正確理解的情況下，一再否定病人的努力，這對病人無疑是雙重壓力。沒有後援支持的孤軍奮鬥，常常讓病人心灰意冷，索性中斷治療隨他去了。然而他們都已經治療好幾個月，也許再撐一下就見到光明了，半途放棄真的很可惜。

◉ 不再依賴類固醇的自由之身，真好！

類固醇戒斷期間，身心靈的煎熬是發自心底深處的極度痛苦，沒有經歷過的人絕對無法體會。雖然都說男兒有淚不輕彈，不過這只是未到真的傷心處，所以即使身為堂堂的大男人，我也會忍不住掉淚，因為我認為隱忍情緒並非好事，所以寧可用淚水來宣洩痛苦。這時，愛妻會給我溫暖的擁抱，傳達心疼不捨與安慰，也陪伴我度過一波波的低潮。

（未完，下接第 182 頁）

面部

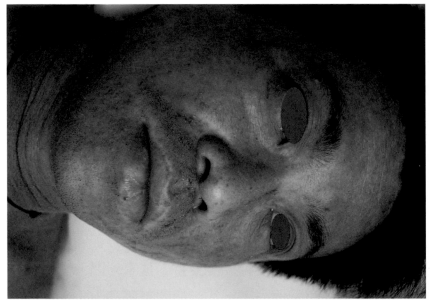

1. 仍使用類固醇控制中，症狀看似不嚴重。

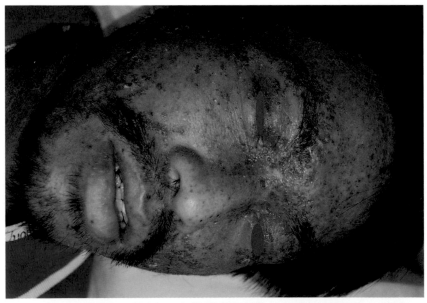

2. 停用類固醇 1 個月，症狀嚴重反彈，皮膚紅腫滲液，癢痛不已。

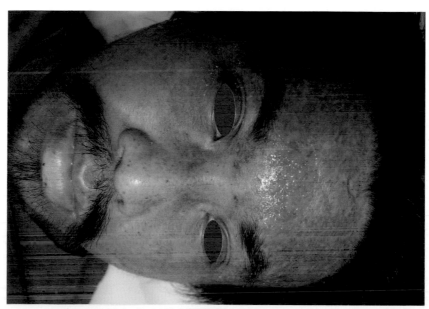

3. 治療 4 個月左右，症狀緩解。

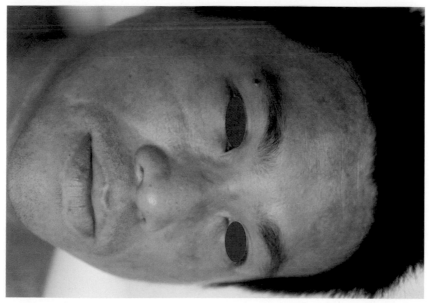

4. 治療 1 年，痊癒。

背部

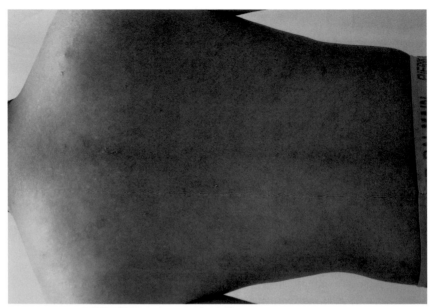

1. 仍使用類固醇控制中，看似不嚴重。

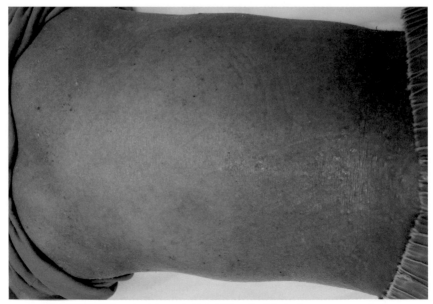

2. 停用類固醇 1 個月，症狀反彈，紅腫瘙癢。

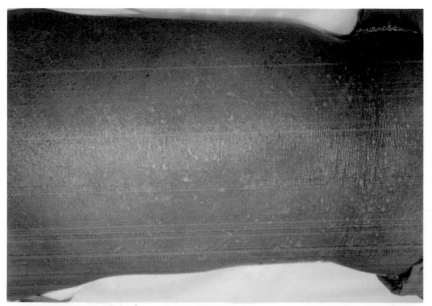

3. 治療 4 個月左右，症狀緩解。

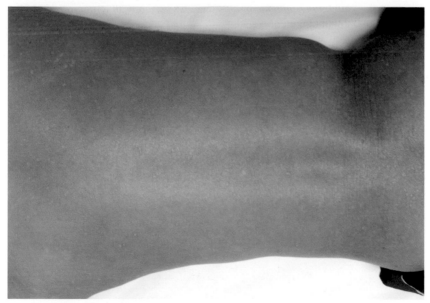

4. 治療 1 年，痊癒。

下肢正面

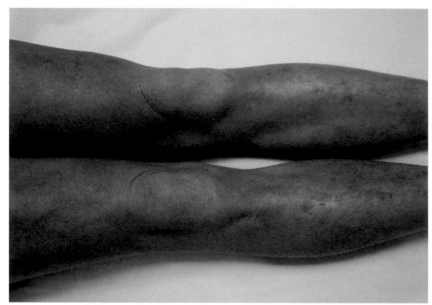

1. 仍使用類固醇控制中,看似不嚴重。

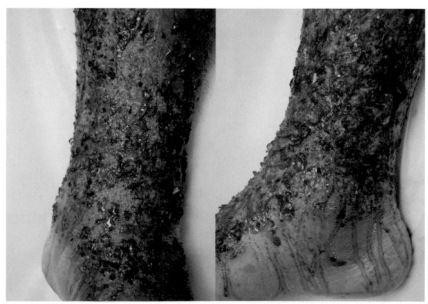

2. 停用類固醇1個月,症狀反彈,皮膚裂開滲液,癢痛嚴重。

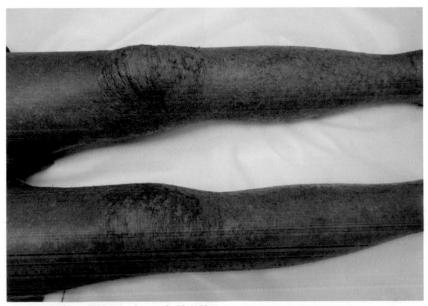

3. 治療 4 個月左右，症狀緩解。

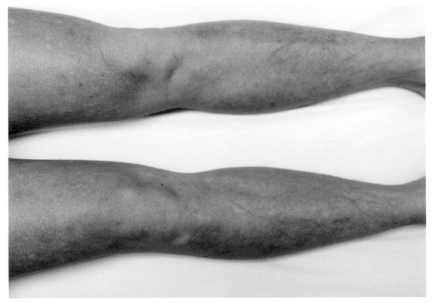

4. 治療 1 年，痊癒。

下肢背面

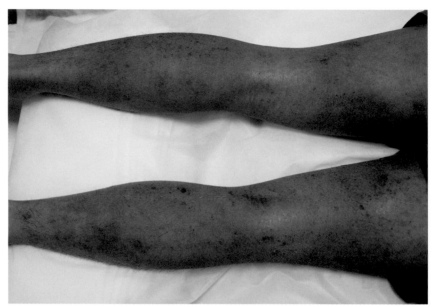

1. 仍使用類固醇控制中，看似不嚴重。

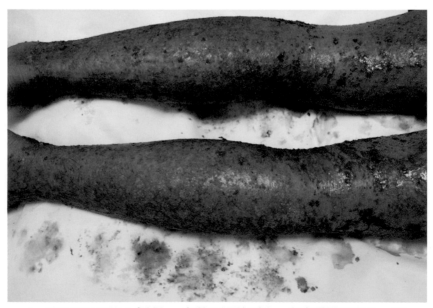

2. 停用類固醇 1 個月，症狀反彈加劇，皮膚裂開滲液，癢痛不已。

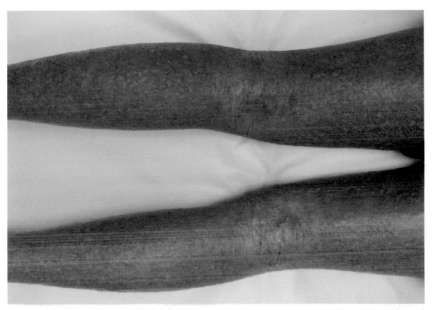

3. 治療 4 個月左右，症狀緩解。

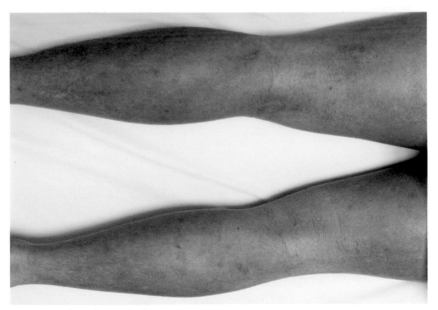

4. 治療 1 年，痊癒。

左手背

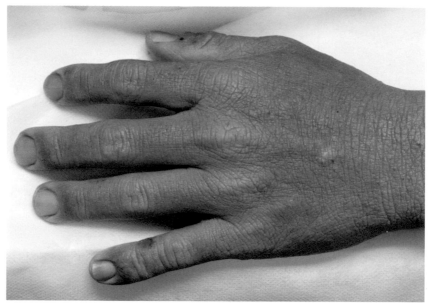

1. 仍使用類固醇控制中，看似不嚴重。

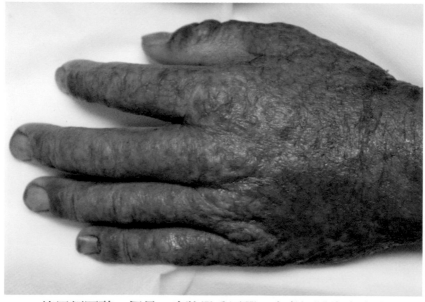

2. 停用類固醇 1 個月，症狀嚴重反彈，皮膚紅腫痛癢滲液。

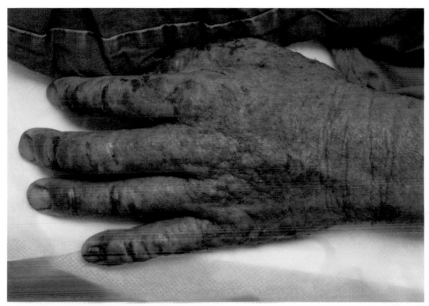

3. 治療 4 個月左右，症狀緩解。

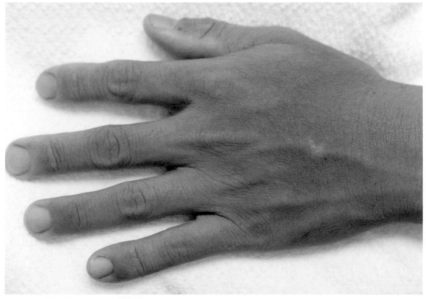

4. 治療 1 年，痊癒。

　　病情最嚴重的時候，我只能臥床。正好朋友送我一條印有維尼熊的大浴巾，我將它掛在陽台上，每次當我睜開眼睛，就看到維尼憨厚的對著我笑。它的笑無形中也感染了我，不知不覺熬過最艱困的時期。

　　只要是看過我發病當時的慘不忍睹，對照如今健康完好的模樣，都會嘖嘖稱奇。基於對許醫師的信任，我把身心靈當中的「身」交給許醫師和她的專業團隊，過程中沒有任何猶疑，只有相信「明天會更好」的樂觀以待。從現在看來，我選擇許醫師的中醫治療是百分之百的正確決定，因為這一年多的治療雖然艱辛，但換取到不必再依賴類固醇的自由之身。痊癒後至今已經一年多，我沒有再碰過任何皮膚病藥物，身心有如重生般的輕鬆自在，為戒斷類固醇而付出的所有血淚都值得了。

異位性皮膚炎
醫案之三

余雅雯醫師
提供

看醫生，不只是拿藥、吃藥就可以了事。家有皮膚病的小孩，要怎麼照顧才能讓孩子少受苦，媽媽也輕鬆呢？為照顧病童的爸媽們加油打氣，建議不妨這樣做。

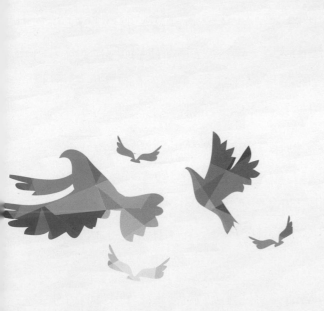

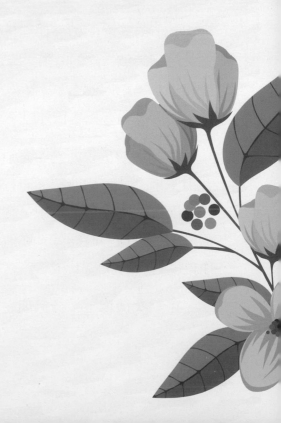

♥ 馬上拿起筆，幫孩子做記錄吧！

　　每個母親都想要當好媽媽，但是帶了孩子才知道天不從人願。平常照顧孩子的生活起居就已經累上大半天，如果又遇到小朋友生病，那更是手忙腳亂了。台北的過敏兒何其多，如果還是罹患症狀反覆難搞的異位性皮膚炎，那真是有得折磨。尤其是每到台北悶熱的夏季，不巧遇上陰雨天，孩子搔抓不休，大人小孩都不能好好睡上一覺。還得面對周遭親友不時發出的質疑聲，讓媽媽煩躁的情緒更緊繃，脾氣變得火爆，身體也累垮，無語問蒼天：怎麼當個好媽媽這麼難？到底家有皮膚病的小孩，要怎麼照顧才能讓媽媽輕鬆一點，孩子也少受苦呢？

　　T小弟三歲開始發作異位性皮膚炎，隨著季節更替，病情反覆。尤其每到天氣轉熱的時節，或是壓力大、心情急躁時，皮膚泛紅發炎，搔抓不已。T媽媽是西醫教學醫院的護理長，這幾年帶孩子遍訪名醫，也不惜嘗試偏方和各種外用藥，可是孩子的皮膚症狀總是反覆不癒。

　　他們之前也求助過中醫治療，但中醫師並沒有指導如何在中西藥共用下漸進式停用西藥。而且其處方重用祛風藥，導致T小弟皮疹發作更厲害，整晚無法入眠，讓照顧他的媽媽非常困擾，而不得不放棄治療。也是從那時開始，在他們母子心中留下了「看中醫，症狀會發作更厲害」的誤解！

　　在一次機緣下，透過朋友的熱情介紹，T媽媽帶著孩子來到我的

門診，再度嘗試中醫治療。第一次見到 T 小弟，兩隻手無時無刻在搔抓，看起來很焦慮。他把皮疹抓到滲出組織液，甚至見血，四肢、額頭還包著紗布。媽媽心疼地跟我說，孩子在學校都會被排斥，很怕別人異樣的眼光，

T 小弟的體形有個令我在意的特徵，就是腹部鼓脹得很厲害。問診之下，瞭解到他經常腹痛，排便不定時，嗜吃甜品，但胃口不佳。他的皮疹則是很典型的分布在四肢。

脾胃為後天的免疫之本，恢復腸胃道健康功能，對過敏的孩子尤其重要。我建議家長做一張記錄表，詳細記錄孩子每天的飲食作息與皮疹變化，並重新調整家中飲食，也配合補充營養品、益生菌、Ω3 抗發炎的好油脂。在媽媽的堅持下，T 小弟很配合吃水藥，並按時外擦中藥膏。

T 小弟來看我之前，已經服用抗組織胺，並外擦類固醇好一段時期。我考慮到斷然停用西藥，可能發生強烈的生理反彈現象，所以剛開始仍建議中西藥併用，然後在我的規劃之下，漸進式減少西藥使用。

這是一個配合度很高的治療個案，治療期間可以明顯看到，只要患者吃了「發物」或是感冒，就會長出新的癢疹，滲出液也變多。患者和家人仔細觀察，並記錄這些生活經驗，遵照醫囑定期回診，讓我更了解 T 小弟每天的飲食作息狀況，以及在學校的活動，能夠準確指導母子倆如何避開過敏的誘因。

照顧異位性皮膚炎孩童的家長，一定都體會到最難阻止的，就是孩子無法控制地搔抓，尤其病情嚴重時，一夜過後，棉被上總是沾滿

皮屑和鮮血，眼見就要癒合的皮損再度被抓破，似乎之前所有的治療努力都功虧一簣！

T媽媽是護理師，對照顧病患很有經驗，她用醫療級透氣護套阻止孩子抓傷皮膚，甚至很用心的把護套縫在孩子的內褲，形成衣著上的全面防護。又因為配合外擦中藥膏，很快就見到滲出液減少，加速傷口癒合。

治療進入第三個月時，發生了一件小插曲──T小弟全家快樂去旅行，把醫囑也拋到腦後。由於曝曬太陽、飲食作息脫離常軌，又沒有詳細記錄每日狀況，旅行一結束，病情大爆發，彷彿回到初診時的慘況，小臉燒燙傷般鮮紅、乾燥，有些傷口處甚至裂開滲出組織液！

所幸前兩個月的治療，已經為T小弟的體質打下一定基礎，經過一星期的內服清熱、外敷藥膏治療後，病況在兩星期內即緩解，皮膚不再乾裂。

如此這般，醫病雙方經過四個月齊心的努力配合，T小弟目前只剩下部分病灶皮膚略顯乾燥。更可喜的是，孩子找回了自信，開始可以跟同伴進行戶外活動，皮膚症狀穩定，不再受到天候干擾。

我想，醫師不只是診斷開藥，更多時候彷彿是個健康教練，叮嚀一切該注意的細節，唯有病患、家人與醫師密切配合，方能戰勝棘手的異位性皮膚炎！

各位辛苦的爸媽們，如果想讓孩子趕緊脫離異位性皮膚炎的魔爪，快快好起來，請馬上拿起你的筆，幫孩子做記錄吧！醫生看到這份記錄，才可以深入貼近小朋友的日常生活，給予最適當的建議及治療。

T 小弟

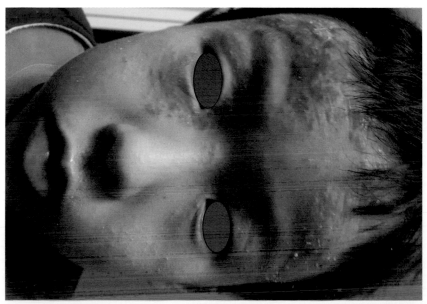

面部治療前

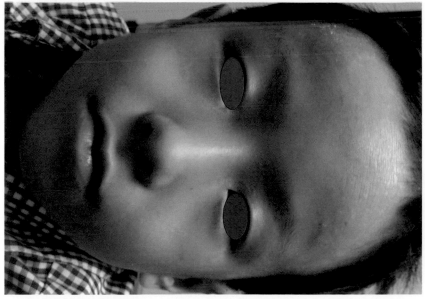

面部治療四個月後

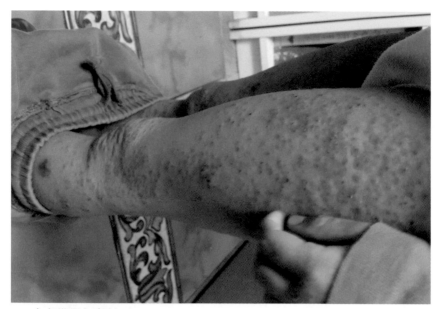

左側腿治療前

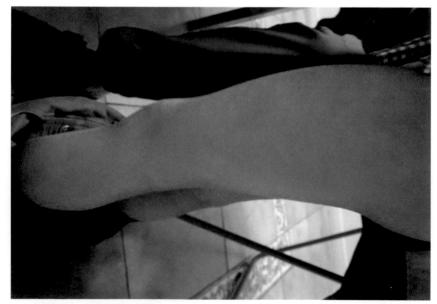

左側腿治療四個月後

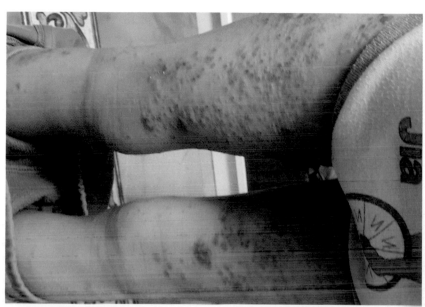

後腿部治療前

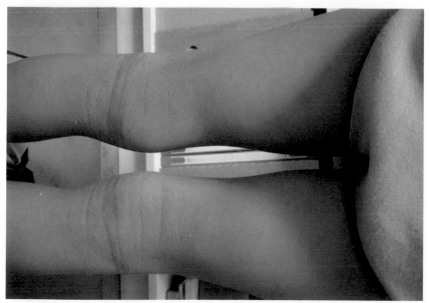

後腿部治療四個月後

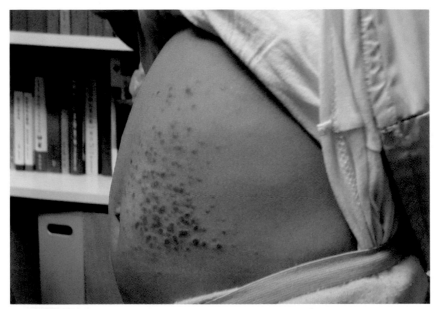

腹部治療前

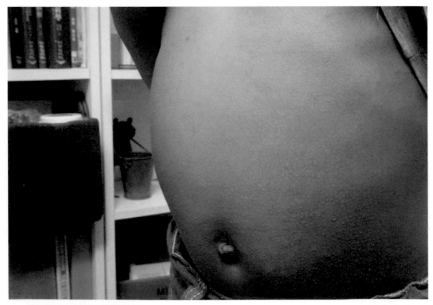

腹部治療四個月後

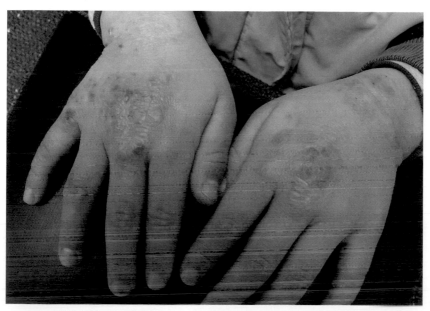

雙手背治療前

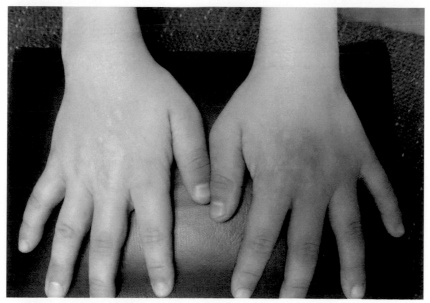

雙手背治療四個月後

異位性皮膚炎
醫案之四

余雅雯醫師
提供

長期使用類固醇的戒斷症狀，讓病患受盡凌遲，體重直線下降，從八十九公斤掉到只剩六十九公斤，甚至全臉潰爛，眼睛也流著膿水。家人嚇壞了，還一度把他送到台大醫院做腦部核磁共振……

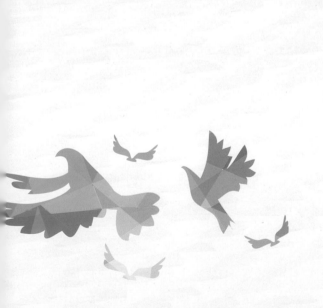

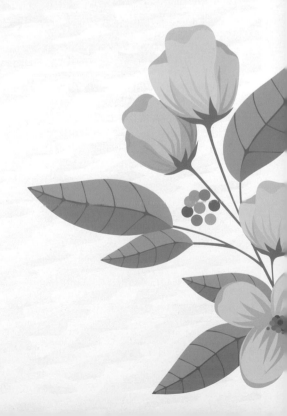

異位性皮膚炎患者如何擺脫藥物，讓皮膚健康重生

　　無時無刻的「癢」，是異位性皮膚炎患者最難以承受的痛苦，似乎永遠沒有休息喘口氣的片刻。每次症狀一發作，就不免想用類固醇壓抑症狀，但常常是越用越多，症狀越壓制不下來，更可怕的是，副作用會慢慢出現，讓外觀日漸難看變形……

　　難道這世界上沒有一種方法可以根治我的皮膚病，還我正常生活嗎？這是異位性皮膚炎患者問了不下千百回的疑問。

　　我相信，病患想恢復健康人的正常生活，就要順應大自然的節律，啟動身體的自癒力，好讓病體早日恢復正常機能，享受自在人生。

　　病患 L 先生今年三十四歲，從小患有異位性皮膚炎，皮膚經常乾燥發癢。他一向看西醫，服用抗組織胺之類的藥物。但是隨著年紀漸長，皮膚問題非但沒有解決，病症反而越嚴重，只得由原來使用的抗組織胺，改為類固醇藥物。

　　一開始接觸類固醇，簡直就像是找到了救命仙丹，一覺睡醒，被他抓破的傷口已經結痂脫皮，再也不必擔心一身的傷痕遭來別人的異樣眼光，效果實在太神奇了！

　　但是依賴類固醇的結果，副作用也慢慢出現了！他發現自己皮膚越來越薄，也越來越黑，緊接著下肢水腫，脹到走路都會痛。可是一切已

經回不去了，他無法停止用藥，類固醇越塗越多，也越難見效。以前半天到一天就會收口的傷疤，現在要兩到三天才癒合。等他驚覺不對勁，已經到類固醇濫用的程度。他也才三十四歲，難道後半輩子都要被藥物綁架嗎？

透過朋友介紹，他來到我的診間。初診時，我發現他累積太多化學藥物毒素，身體代謝不及，排毒功能低落。我必須先為他活化肝腎功能，才可以正式治療皮膚病。

第一步是啟動身體的修復本能，活化肝腎功能，先決要件就是「吃對食物」。我要求 L 先生調整飲食內容，先試著吃淨化餐排毒：三餐以糙米飯為主食，搭配高麗菜、番薯、紅蘿蔔、綠色蔬菜等，並且避免吃到「發物」。我也開立中藥解毒方，幫助他排毒。

同時，我要求他在晚間十一點前就寢，借用天時走到肝膽經絡的力量，啟動體內自我排毒機制，加強排毒效果。

整個治療過程中，反應最劇烈的竟然是在停用類固醇階段。長期使用類固醇的患者，在突然停藥後，會出現戒斷症狀。以前累積在體內的毒素突然爆發出來，導致全身皮膚發癢、滲液、紅腫潰爛。所以醫生必須輔導病人漸進式的減用類固醇，同時使用調理肝腎的中藥方，配合針灸刺激背俞穴，加速毒素、廢物排出，以利修復皮膚傷口。

但是 L 先生心急，初期就自行決定停掉所有西藥，果不其然，他全身皮膚發癢、滲液、紅腫潰爛，嚴重影響日常生活，也不敢出門見人。還好初診時，我已經向他事先說明可能面臨的狀況，L 先生拿出大男人的氣魄，堅定信心與醫師持續配合。

治療前期，L 先生的病情一直反覆著上述症狀，加上他自律神經失調，大約整整兩個月的時間，都在極度疲憊的狀態下苦撐。這時是身體最需要休息的關鍵時刻，卻因為皮膚瘙癢擾人清夢，加上他本身就有睡眠障礙，體重開始直線下降，從八十九公斤掉到只剩下六十九公斤。

屋漏偏逢連夜雨，這時期天冷，L 先生傷風感冒，發燒到三十九度半，昏昏沉沉的他出現了嚴重幻覺，無論是躺在床上或是癱在椅子上，都覺得世界在眼前飄乎。 而皮膚發癢、滲液、紅腫潰爛的症狀也更加劇，甚至全臉潰爛，眼睛也流著膿水……這一切讓家人嚇壞了，還一度把他送到台大醫院做腦部核磁共振，所幸檢查結果證實腦部並沒有受到任何損害。

為了減輕病人痛苦，早日度過難關，我要求 L 先生連續兩個星期每天回診，接受針刺與艾草溫灸，以去除體內濕氣、補充臟腑能量。同時配合使用宣肺除熱中藥處方，解決他感冒症狀，並建議他這段期間停止工作在家休養。 每次回診，我都與 L 先生長時間談話，理解他的心情，給他信心鼓勵。

或許正是拜這一場感冒發燒之賜，L 先生的免疫系統重新整理，身體變得不一樣了。他身上的傷口開始癒合，瘙癢紅腫的範圍日漸縮小，食慾也逐漸恢復。食量變大，身體有足夠的能量，足堪進行簡單的運動。

我見到 L 先生的皮膚病灶只剩乾燥、微癢症狀，因此用滋陰養血、健脾胃的中藥，鞏固他的免疫力，外用中藥膏持續保濕、修復皮損。這段期間，仍用針灸調整他肝脾腎三個經絡臟腑，以及背俞穴。隨著治療的成效逐漸累積，L 先生的體力也日漸恢復。

他於是開始去附近的公園或是學校走路，從最初的每天半小時，到後來騎腳踏車，從內湖沿著基隆河右岸到關渡來回一趟，健康狀況明顯有了大幅進步。

他的皮膚紅腫消了，水腫也慢慢退去，傷口減少，瘙癢範圍縮小，終於可以如常上班，也擺脫了十幾年來的藥物依賴，還自己海闊天空的人生。

醫囑叮嚀

不願依賴藥物控制、有心想要啟動皮膚自癒能力的患者，請參照以下的醫囑，讓身體順應大自然，自我改善體質，脫離藥物依賴。

1. 為了讓肝臟順利排毒，每晚 11 點前就寢，早睡早起。

2. 少吃刺激性食物，依照中醫師指示服藥調理體質。

3. 每週至少運動三天。由於汗水也是一種刺激的過敏原，所以運動後要立刻洗澡，保持身體乾爽。

4. 調整室內濕度，善用除濕機。

L 先生

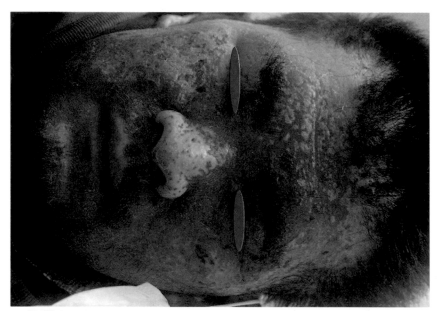

面部治療前

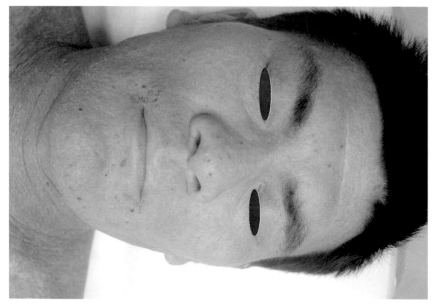

面部治療後

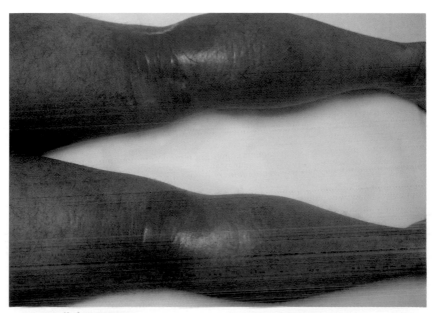

下肢背部治療前

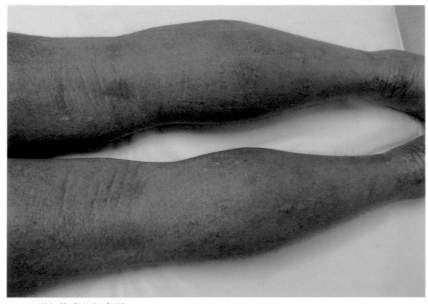

下肢背部治療後

乾燥型異位性皮膚炎

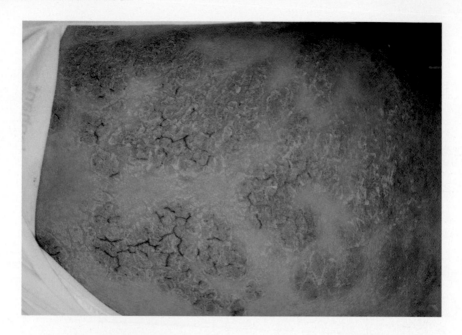

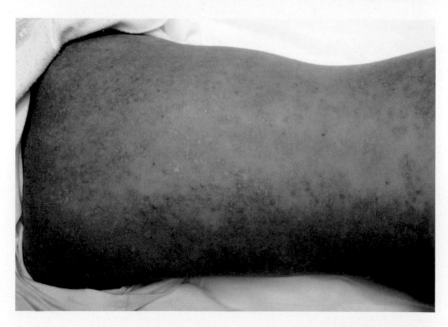

乾燥型異位性皮膚炎

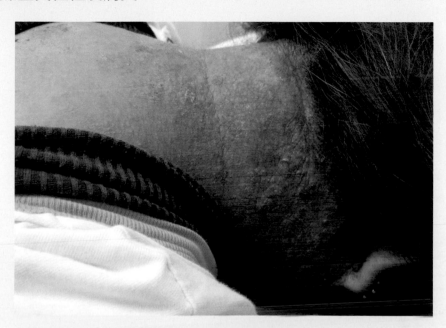

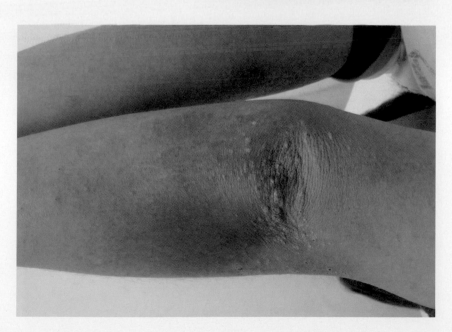

乾燥型異位性皮膚炎

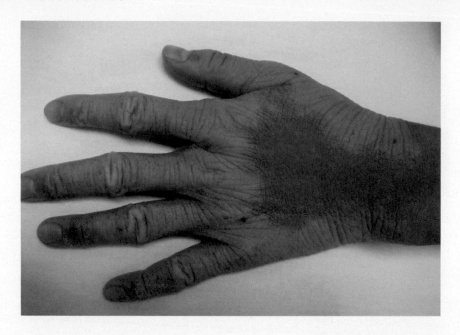

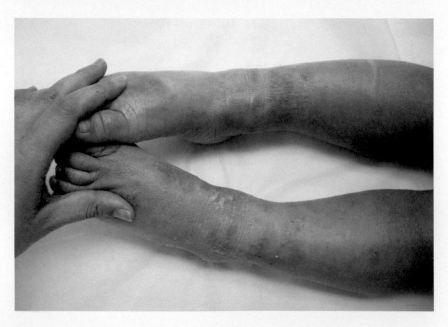

乾燥型異位性皮膚炎

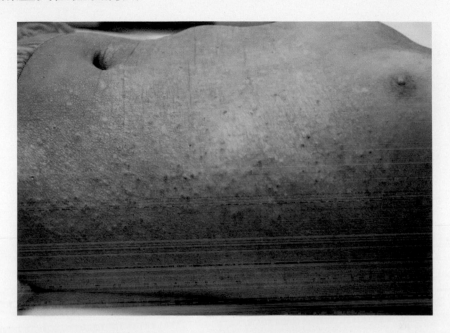

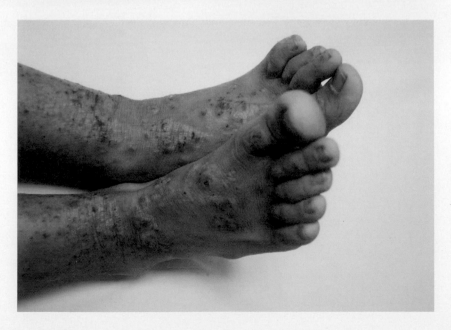

滲出型異位性皮膚炎

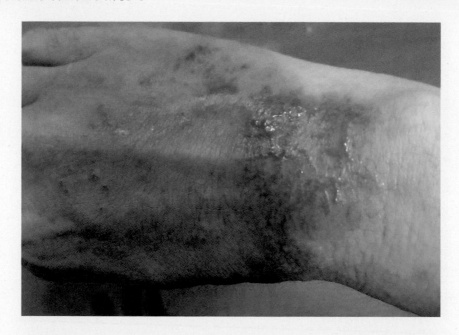

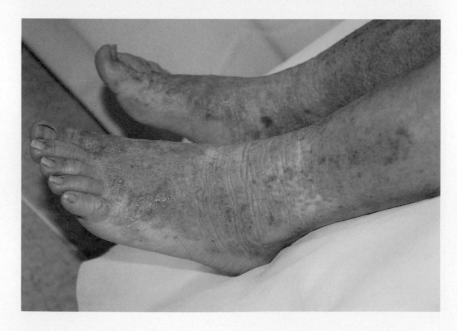

滲出型異位性皮膚炎

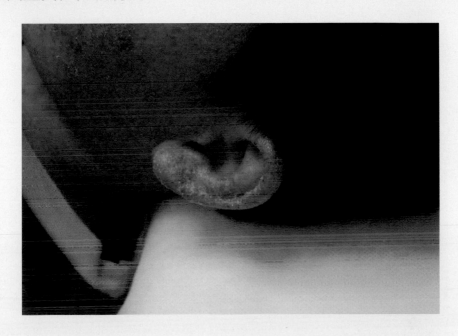

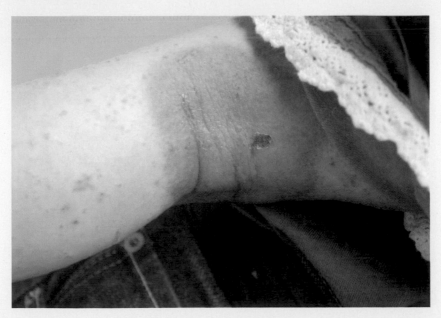

滲出型異位性皮膚炎

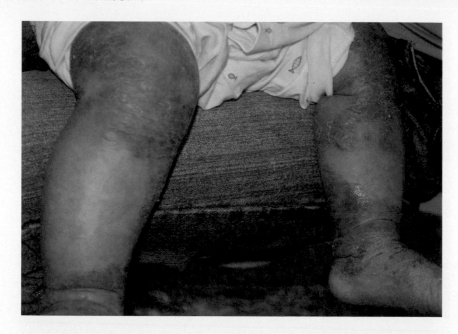

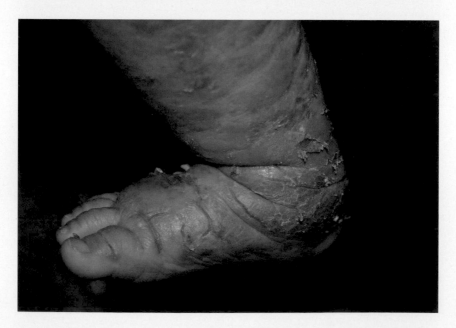

滲出型異位性皮膚炎

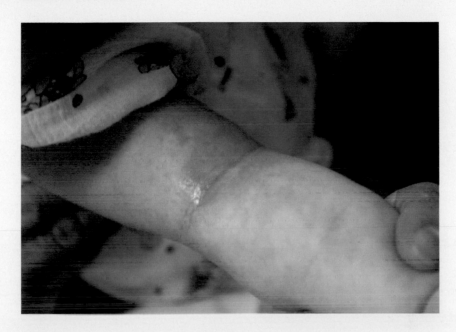

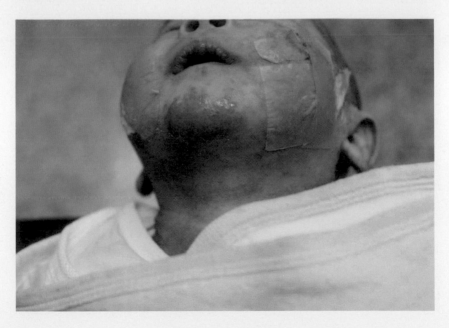

神經衰弱型體質

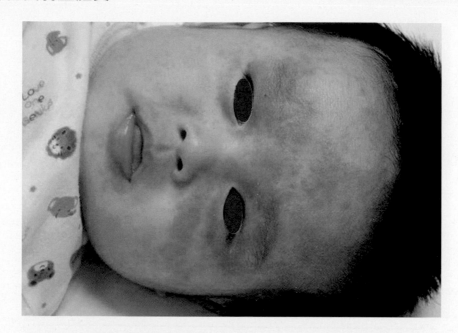

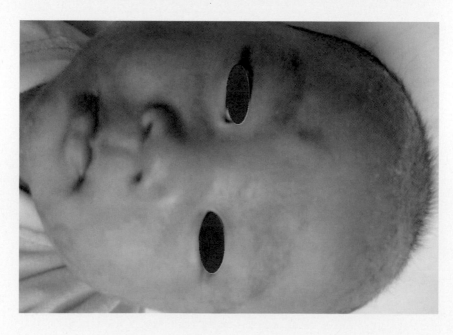

神經衰弱型體質

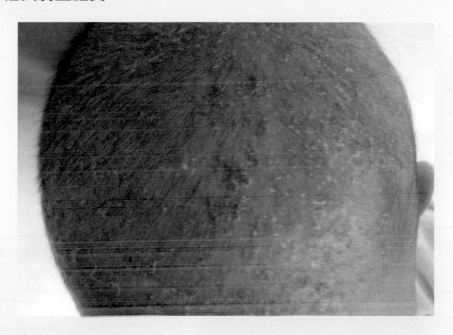

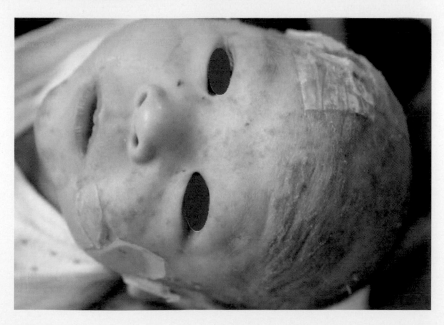

神經衰弱型體質

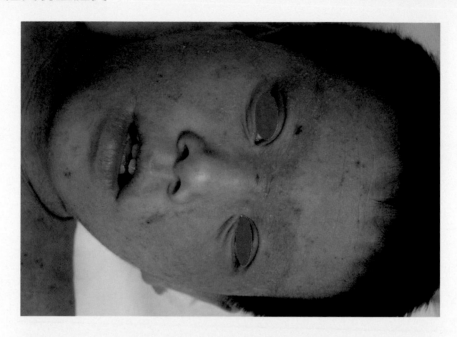

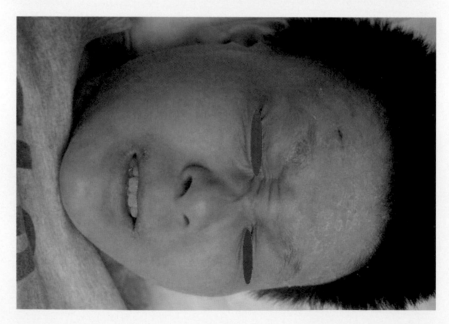

神經衰弱型體質

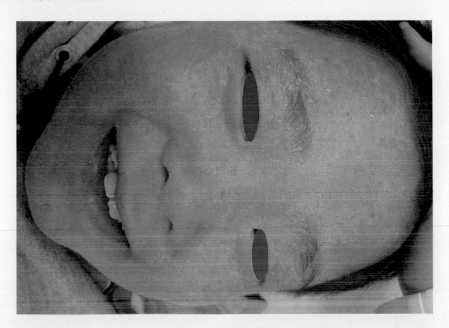

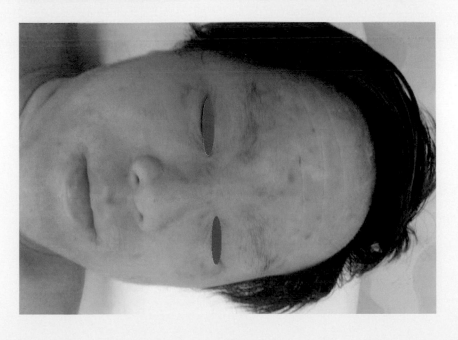

新陳代謝型體質

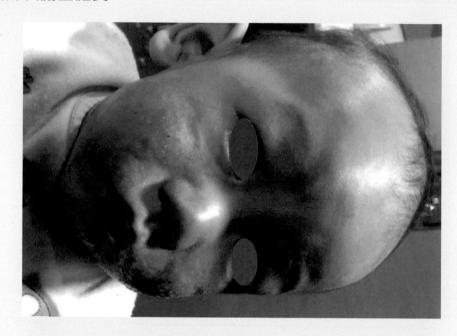

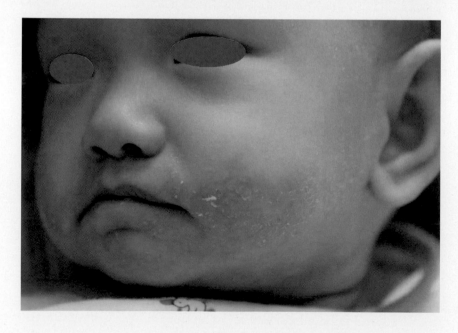

新陳代謝型體質

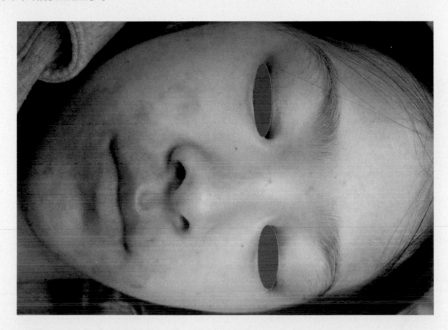

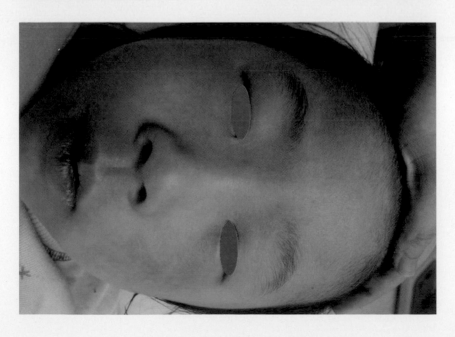

新陳代謝型體質

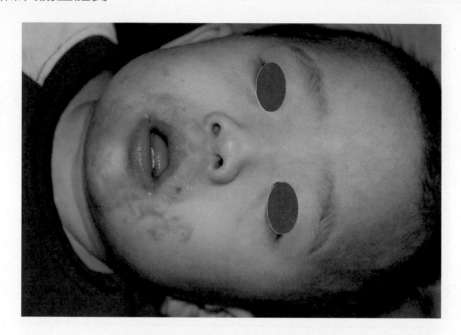

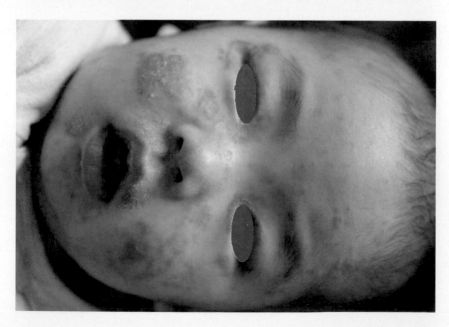

白色劃痕症

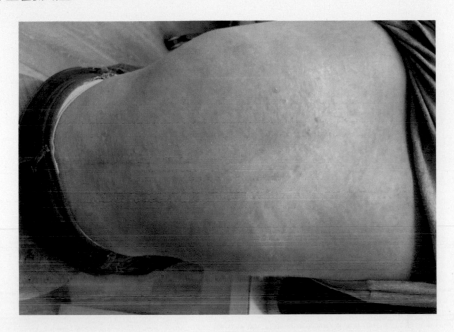

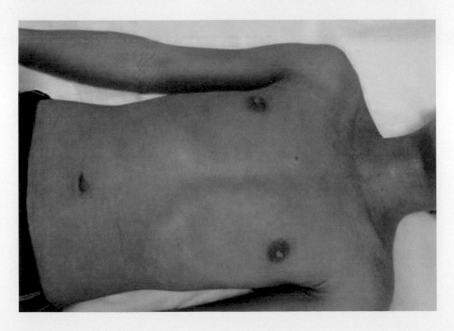

白色劃痕症

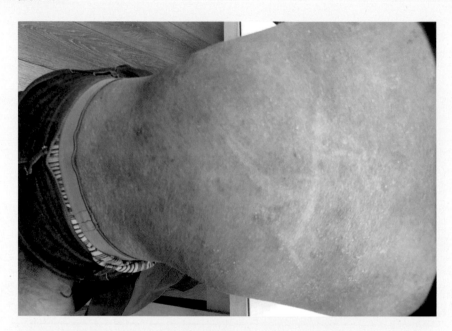

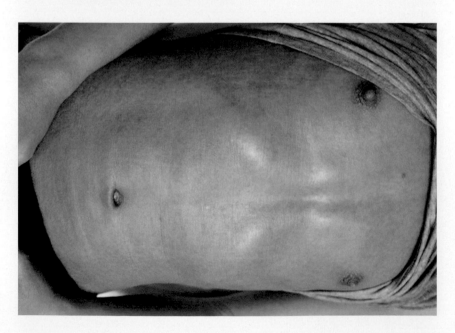

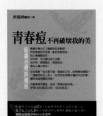

青春痘不再破壞我的美

作者　許姿妙醫師

定價　新台幣 199 元

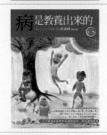

病是教養出來的 第一集 孩子的四種氣質

作者　許姿妙醫師

定價　新台幣 189 元

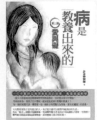

病是教養出來的 第二集 愛與礙

作者　許姿妙醫師

定價　新台幣 189 元

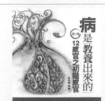

病是教養出來的 第三集 12 感官之初階感官

作者　許姿妙醫師

定價　新台幣 280 元

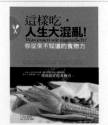

這樣吃，人生大混亂！

作者　Dr. Otto Wolff

定價　新台幣 250 元

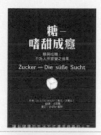

糖 - 嗜甜成癮

作者　Dr. Otto Wolff

定價　新台幣 150 元

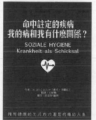

命中註定的疾病 - 我的病和我有什麼關係？

作者　Dr. Otto Wolff

定價　新台幣 150 元

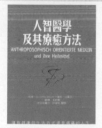

人智醫學及其療癒方法

作者　Dr. Otto Wolff

定價　新台幣 290 元

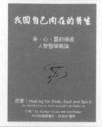

找回自己內在的醫生

作者　Dr. Michael Evens and Iain Rodger

定價　新台幣 390 元

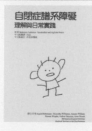

自閉症譜系障礙

作者　Ingrid Ruhrmann, RoswithaWillmann, Annette Willand, RenataWispler, Nadine Seemann, Anne Brandt

定價新台幣　290 元

國家圖書館出版品預行編目資料

異位性皮膚炎,21世紀流行病的真相與治療 / 許姿妙作. -- 初版. --
臺中市：人智, 2018.06
　　面；　公分. --（健康系列；8）
ISBN 978-986-96683-0-9(平裝)

1.異位性皮膚炎

1.心身醫學 2.心靈療法

415.712　　　　　　　　　　107010461

健康系列 008

異位性皮膚炎，二十一世紀流行病的真相與治療

作　　者　　許姿妙
文字整理　　胡慧文
美術設計　　上承文化有限公司

出　　版　　人智出版社有限公司
　　　　　　地址：台中市南屯區大容東街4號3樓
　　　　　　電話：(04)2337-9159
　　　　　　傳真：(04)2337-9359
　　　　　　e-mail：humanwisdompress@yahoo.com.tw
　　　　　　劃撥帳號／22727115
　　　　　　戶名／人智出版社有限公司

總 經 銷　　紅螞蟻圖書有限公司
　　　　　　地址：台北市內湖區舊宗路二段121巷28‧32號4樓
　　　　　　電話：(02)27953656
　　　　　　傳真：(02)27954100

版　　次　　2018年8月　初版一刷
定　　價　　280元
國際書號　　ISBN：978-986-96683-0-9（平裝）

異位性皮膚炎
21世紀流行病的真相與治療

異位性皮膚炎
21世紀流行病的真相與治療

異位性皮膚炎
21世紀流行病的真相與治療

異位性皮膚炎

<u>21世紀流行病的真相與治療</u>